Schizophrenie

Fortschritte der Psychotherapie

Manuale für die Praxis

herausgegeben von

Prof. Dr. Dietmar Schulte, Prof. Dr. Klaus Grawe
Prof. Dr. Kurt Hahlweg, Prof. Dr. Dieter Vaitl

Band 2

Schizophrenie

von

Kurt Hahlweg
und
Matthias Dose

Hogrefe • Verlag für Psychologie
Göttingen • Bern • Toronto • Seattle

Schizophrenie

von

Kurt Hahlweg
und
Matthias Dose

Hogrefe · Verlag für Psychologie
Göttingen · Bern · Toronto · Seattle

Prof. Dr. phil. Kurt Hahlweg, geb. 1947. Studium der Psychologie in Hamburg. 1977 Promotion. 1984 Habilitation. 1974-1988 wissenschaftlicher Assistent am Max-Planck-Institut für Psychiatrie in München. Seit 1988 Professor für Klinische Psychologie, Psychotherapie und Psychodiagnostik an der TU Braunschweig.

PD Dr. med. Matthias Dose, geb. 1949. Studium der Medizin in Bochum, München, Essen und Köln. 1981 Promotion. 1992 Habilitation. 1980-1989 zunächst Stipendiat, später wissenschaftlicher Assistent und Oberarzt am Max-Planck-Institut für Psychiatrie in München. 1989-1993 stellvertretender ärztlicher Direktor des BKH Ansbach. Seit 1993 ärztlicher Direktor des BKH Taufkirchen/Vils.

Die Deutsche Bibliothek - CIP-Einheitsaufnahme

Hahlweg, Kurt:
Schizophrenie / von Kurt Hahlweg und Matthias Dose. -
Göttingen ; Bern ; Toronto ; Seattle : Hogrefe,
Verl. für Psychologie 1998
(Fortschritte der Psychotherapie ; Bd. 2)
ISBN 3-8017-1001-7

Satz: Druckvorlagen Bernert, Göttingen
Druck: Dieterichsche Universitätsbuchdruckerei
W. Fr. Kaestner GmbH & Co. KG, D-37124 Rosdorf/ Göttingen
Printed in Germany
Auf säurefreiem Papier gedruckt

ISBN 3-8017-1001-7

Inhaltsverzeichnis

1 Beschreibung der Störung 1
1.1 Bezeichnung nach ICD-10 und Symptomatik 1
1.2 Diagnose 4
1.2.1 Leitfaden für eine erste Exploration 6
1.2.2 Typen der Schizophrenie 8
1.3 Differentialdiagnose 12
1.3.1 Organische Krankheitsfaktoren 13
1.3.2 Psychische Störungen 13
1.3.2.1 Schizotype Störung 13
1.3.2.2 Schizoaffektive Störung 14
1.3.2.3 Akute Vorübergehende Psychotische Störung 16
1.3.2.4 Wahnhafte Störung 18
1.4 Epidemiologische Daten 21
1.5 Verlauf und Prognose 21
1.6 Komorbidität 23
1.7 Belastung der Angehörigen 24

2 Störungstheorien und -modelle 25
2.1 Genetische Faktoren 26
2.2 Familientherapeutische Annahmen 26
2.3 Vulnerabilitäts-Streß-Modell zur Entstehung schizophrener Episoden (VSM) 27
2.4 Expressed Emotion Forschung (EE) 30
2.4.1 Expressed-Emotion und der Verlauf schizophrener Störungen 32
2.4.2 EE und Familieninteraktion 33
2.4.2.1 EE und Psychophysiologische Aktivierung 33
2.4.2.2 EE und familiäre Kommunikationsmuster 33
2.4.2.3 EE und Schuldzuweisung 35

3 Diagnostik und Indikation zur Behandlung 37
3.1 Hilfen bei der Diagnoseerstellung 37
3.1.1 Strukturierte Interviews 37
3.1.2 Checklisten 37
3.2 Fremdbeurteilungsskalen 37
3.3 Selbstbeurteilungsskalen 38
3.4 Verlaufsbeurteilung des Status des Patienten 39
3.5 Einzelgespräche 39
3.5.1 Erstinterview zur Krankheitsentwicklung 39
3.6 Fallbeispiel 41

4 Behandlung 45

4.1 Medikamentöse Therapie: Neuroleptika 46
4.1.1 Akutbehandlung 49
4.1.1.1 Wahl des Neuroleptikums 50
4.1.1.2 Gründe für stationäre Behandlung 51
4.1.1.3 Zwangsmaßnahmen und rechtliche Bestimmungen . . . 51
4.1.1.4 Umgang mit erregten Patienten 54
4.1.2 Neuroleptische Langzeitbehandlung zur Rückfallprophylaxe 55
4.1.2.1 Alternative medikamentöse Behandlungsstrategien . . . 56
4.1.2.1.1 Frühinterventionsstrategie 57
4.1.2.1.2 Niedrigdosisstrategie 58
4.1.2.2 Einfluß der Applikationsform 59
4.1.2.3 Mindestdosen 60
4.1.3 Umgang mit Nebenwirkungen 60
4.1.3.1 Depressive Syndrome und Antriebsminderung 61
4.1.3.2 Parkinsonoid 62
4.1.3.3 Späte Hyperkinesen (Spätdyskinesien, tardive Dyskinesie) 64
4.1.3.4 Akathisie 67
4.1.4 Beendigung der medikamentösen Therapie 69

4.2 Psychologische Therapieansätze 70
4.2.1 Informationsvermittlung 71
4.2.1.1 Informationen über Schizophrenie 73
4.2.1.2 Informationen über Neuroleptika 76
4.2.2 Ermittlung von Frühwarnzeichen 76
4.2.3 Gruppenprogramme für spezifische Funktionsbeeinträchtigungen 79
4.2.3.1 Kognitive Defizite 79
4.2.3.2 Training sozialer Fertigkeiten 80
4.2.4 Therapie von Wahn und Halluzination 81
4.2.5 Psychoedukative Familienprogramme zur Rückfallprophylaxe 81
4.2.6 Verhaltenstherapeutische Familienbetreuung bei Schizophrenen 82
4.2.6.1 Diagnostik und Informationsvermittlung 84
4.2.6.2 Kommunikationstraining 84
4.2.6.2.1 Spezifisches Ausdrücken positiver Gefühle 84
4.2.6.2.2 Konstruktives Mitteilen von Wünschen 85
4.2.6.2.3 Spezifisches Ausdrücken negativer Gefühle 86
4.2.6.2.4 Aktives Zuhören 87
4.2.6.2.5 Therapeutenverhalten 87
4.2.6.3 Problemlösetraining 89
4.2.6.4 Abschließende Bemerkungen 95
4.2.6.5 Fallbeispiel Herr A.: Therapieverlauf 95

5 **Wirksamkeit psychologischer Therapieansätze** . 99
5.1 Effektivität der Familienbetreuung 100

6 **Literatur** 103

7 **Anhang** 107
1. Kurzanleitung zur Brief Psychiatric Rating Scale (BPRS) 107
2. Brief Psychiatric Rating Scale (BPRS) 109
3. Frühwarnzeichen 111
4. Problemlösebogen 113

1 Beschreibung der Störung[1]

Schizophrene Psychosen gehören zu den schwersten psychiatrischen Erkrankungen. Beschreibungen schizophrener Störungen sind unter zahlreichen Begriffen („Geisteskrankheit, Irresein, Wahnsinn, Besessenheit, Tollwut") seit dem Altertum bekannt. Der deutsche Psychiater Emil Kraepelin führte 1896 als gemeinsames Merkmal vielgestaltiger Krankheitsbilder die „Dementia praecox" („frühzeitige Verblödung") ein, von der er das „manisch-depressive Irresein" (mit günstigerer Prognose) abgrenzte. Er wird damit zu den Begründern des modernen Schizophrenie-Konzeptes gezählt. Auf Grund seiner klinischen Beobachtungen kam der Schweizer Psychiater Eugen Bleuler zu dem Schluß, daß nicht alle unter dem Kraepelinschen Konzept zusammengefaßten Störungen in dementielle Entwicklungen münden. Nachdem ihm „die elementarsten Störungen in einer mangelhaften Einheit, in einer Zersplitterung und Aufspaltung des Denkens, Fühlens und Wollens und des subjektiven Gefühls der Persönlichkeit" zu liegen schienen, schlug er 1911 vor, diese Störungen als „Gruppe der Schizophrenien" („Spaltungsirresein" von schizo- „Spalt, gespalten"; phren – eigentlich „Zwerchfell", im weiteren Sinn „Geist...Seele") zu bezeichnen.

Kraepelin „Dementia praecox"

Bleuler „Schizophrenie"

1.1 Bezeichnung nach ICD-10 und Symptomatik

Die Schizophrenie weist hinsichtlich ihres klinischen Erscheinungsbildes und des Verlaufs eine immense Vielfalt auf, stets ist jedoch die Gesamtpersönlichkeit der Patienten betroffen. Zu den charakteristischen Symptomen der floriden (Akut-)Phase zählen:

Symptome der Akutphase

Schizophrenie: Positive Symptome
Formale und inhaltliche Denkstörungen (Wahn)
Wahrnehmungsstörungen/Halluzinationen
Affektstörungen
Störungen des Selbstgefühls
Psychomotorische Störungen

1 Um die Lesbarkeit des Textes zu verbessern, wurde das Literaturverzeichnis bewußt kurz gehalten. Ausführliche Literaturverweise finden sich in Hahlweg (1996) und Hahlweg, Dürr und Müller (1995). Patientin/Patient und Therapeutin/Therapeut werden synonym gebraucht.

Akute Phase

Lockerung der Assoziationen

Zerfahrenheit

Sprachverarmung

Formale Denkstörungen. Häufig ist die Lockerung der Assoziationen, wobei die Gedanken von einem Gegenstand zum anderen wechseln, der damit überhaupt nicht oder nur locker zusammenhängt, ohne daß der Sprecher dies zu bemerken scheint. Aussagen ohne sinnvolle Beziehungen können nebeneinander stehen. Wenn die Lockerung der Assoziationen sehr stark ausgeprägt ist, kann sich dieses in Zerfahrenheit, in unverständlichen Sprachäußerungen ausdrücken. Weiterhin kann eine Verarmung im Inhalt der Sprache auftreten, d. h. sie ist vage, übermäßig abstrakt oder konkret, so daß trotz langer Rede kaum Informationen übermittelt werden.

Verfolgungswahn

Beziehungswahn

Gedanken -ausbreitung -entzug -kontrolle

Ich-Störungen

Inhaltliche Denkstörungen. Unter diesem Begriff werden verschiedene Wahnphänomene zusammengefaßt. Besonders häufig ist der Verfolgungswahn, bei dem der Patient glaubt, daß andere ihm nachspionieren, falsche Gerüchte über ihn verbreiten oder ihm Schaden zufügen wollen. Ebenfalls häufig ist der Beziehungswahn, bei dem Ereignisse, Gegenstände oder Personen eine besondere und ungewöhnliche, meist negative oder bedrohliche Bedeutung erhalten. Zum Beispiel kann die Person davon überzeugt sein, daß die Nachrichten im Fernsehen speziell auf sie gemünzt sind. Weitere spezifische Wahnphänomene sind z. B. der Glaube, daß sich die eigenen Gedanken nach außen ausbreiten, so daß andere Personen sie hören können (Gedankenausbreitung); daß die eigenen Gedanken entzogen werden (Gedankenentzug); oder daß Gefühle, Impulse, Gedanken oder Handlungen nicht die eigenen sind, sondern durch eine äußere Macht eingegeben werden (Wahn, kontrolliert oder beeinflußt zu werden). Seltener werden Größenwahn oder religiöser Wahn beobachtet. Gedankenentzug, Gedankenausbreitung oder Gedankeneingebung werden auch als Ich-Störungen bezeichnet.

Stimmenhören

Taktile Halluzinationen

Wahrnehmungsstörungen/Halluzinationen. Am häufigsten sind akustische Halluzinationen, insbesondere das Stimmenhören: eine oder mehrere Stimmen, die die Person als von außen kommend wahrnimmt. Die Stimmen können vertraut sein und oft verletzende Äußerungen machen. Besonders charakteristisch sind Stimmen, welche die Person direkt ansprechen oder ihr gegenwärtiges Verhalten kommentieren. Die Stimmen können Befehle erteilen, die, falls sie befolgt werden, manchmal zur Gefahr für die Person oder andere werden. Taktile Halluzinationen äußern sich typischerweise als elektrisierende, kribbelnde oder brennende Empfindungen. Halluzinationen können auch in anderen Sinnesgebieten auftreten (Geruch, Geschmack).

Flacher Affekt

Anhedonie inadäquater Affekt

Affektstörungen. Bei flachem Affekt gibt es nahezu keine Anzeichen eines affektiven Ausdrucks; die Stimme klingt ungewöhnlich monoton, und das Gesicht ist unbewegt. Die Person kann darüber klagen, daß sie nicht mehr mit normaler Gefühlsintensität reagiert oder in extremen Fällen gar keine Gefühle mehr besitzt (Anhedonie). Bei inadäquatem Affekt stehen die Gefühlsäußerungen einer Person deutlich im Widerspruch zum Inhalt ihrer Worte oder Vorstellungen (z. B. Lachen bei traurigem Inhalt).

Selbstgefühlsstörungen (Ich-Bewußtsein). Das Selbstgefühl ist häufig gestört, die Person ist unsicher hinsichtlich der eigenen Identität oder der Bedeutung der eigenen Existenz.

Ich-Bewußtsein

Psychomotorische Störungen. Verschiedenste Auffälligkeiten werden beobachtet: Verminderung der Spontanbewegung, in extremen Fällen kommt es zum katatonen Stupor (eindeutige Verminderung der Reaktionen auf die Umgebung und/oder Verminderung spontaner Bewegungen und Aktivität); die Person kann eine steife Haltung einnehmen und Widerstand leisten gegen das Bemühen, bewegt zu werden (katatone Rigidität); sie kann scheinbar sinnlose und stereotype, erregte motorische Bewegungen ausführen, die nicht durch äußere Reize hervorgerufen sind (katatone Erregung); sie kann freiwillig inadäquate und bizarre Haltungen einnehmen (katatone Haltungsstereotypie); sie kann sich Anweisungen oder Fremdversuchen, Bewegungen auszuführen, widersetzen oder sich ihnen aktiv entgegenstellen (katatoner Negativismus); daneben können seltsame Manierismen, Grimassieren und wächserne Biegsamkeit (Flexibilitas cerea) auftreten.

Katatoner Stupor

Katatone Erregung

Haltungs-stereotypie

Negativismus

Antriebsstörungen. Die charakteristischen Störungen des Willens werden meistens erst in der Residualphase (nach Abklingen der Akutsymptomatik) beobachtet. Es bestehen aber fast immer Störungen der selbstinitiierten zielgerichteten Aktivität, wodurch die Ausübung der Berufstätigkeit oder die Erfüllung anderer Rollen erheblich beeinträchtigt werden können.

Antrieb

Zwischenmenschliche Beziehungen. Es bestehen fast immer Schwierigkeiten, zwischenmenschliche Beziehungen aufrechtzuerhalten. Oft nimmt dies die Form sozialen Rückzugs und emotionaler Isolierung an.

Sozialer Rückzug

Nebenmerkmale. Fast jedes andere Symptom kann vorkommen: Vernachlässigung der äußeren Erscheinung; exzentrische Aufmachung; psychomotorische Besonderheiten: Auf- und Abgehen, Schaukeln; Sprachverarmung, d. h. nur kurzes Antworten auf Fragen; dysphorische Verstimmungen, Depression; hypochondrische Befürchtungen. Es besteht typischerweise keine Bewußtseinsstörung.

Genauere Beschreibungen und Definitionen der psychopathologischen Merkmale findet sich im „Lexikon psychopathologischer Grundbegriffe" von Freyberger, Dierse, Mombour und Dilling (1997).

Dem Ausbruch einer akuten Phase geht meistens eine Prodromalphase voraus, in der ein deutliches Absinken des vorher bestehenden Leistungsniveaus festzustellen ist. Die Patienten ziehen sich zurück, klagen über Konzentrations- und Schlafstörungen, die Kommunikation wird schwierig. Die Länge der Prodromalphase ist zeitlich äußerst variabel und kann Jahre oder auch nur Tage dauern. Während der akuten Phase treten die vorhin geschilderten psychotischen Symptome auf, die auch positive Symptome genannt werden. Diese Symptome werden von den Patienten nicht als krankhaft

Prodromal-phase

Absinken des Leistungs-niveaus

Zeitlich sehr variabel

erkannt, sondern als Realität erlebt, d. h. die Patienten haben eine mangelnde Krankheitseinsicht.

Schizophrenie: Negative Symptomatik
Sozialer Rückzug
Affektive Verflachung
Antriebsarmut
Interessenverlust
Sprachliche Verarmung

Residualphase

Häufig folgt der akuten Phase eine Residualphase mit „negativer" Symptomatik, die sich in sozialer Zurückgezogenheit, affektiver Verflachung, Antriebsarmut, Interessensverlust und sprachlicher Verarmung äußert. Diese Negativsymptomatik stellt das eigentliche Problem in der Behandlung der Schizophrenie dar, kann sie doch dazu führen, daß Patienten langfristig hospitalisiert werden müssen oder die angestrebten Berufs- und Lebensziele nicht erreichen.

1.2 Diagnose

Da die Diagnose einer Schizophrenie erhebliche Konsequenzen für den betroffenen Patienten und seine Angehörigen hat, sollte diese nur aufgrund einer eingehenden Untersuchung und nach wissenschaftlich anerkannten Kriterien gestellt werden.

Beachte: Falsch positive Beurteilungen sollten sorgfältig vermieden werden, vor allem wenn kulturell oder durch Subkulturen beeinflußte Ausdrucks- und Verhaltensweisen bzw. eine verminderte Intelligenz eine Rolle spielen.

ICD-10

In der Bundesrepublik Deutschland wird nach der „Internationalen Klassifikation psychischer Störungen" (ICD) der Weltgesundheitsorganisation diagnostiziert, die in der 10. Revision erschienen ist (ICD-10; Dilling, Mombour & Schmidt, 1991; Dilling, Mombour, Schmidt & Schulte-Markwort, 1994). Danach sind folgende Kriterien maßgeblich:

ICD-10: F20 Schizophrenie
Allgemeine Kriterien G1. Während der meisten Zeit innerhalb eines Zeitraumes von mindestens **einem Monat** (oder während einiger Zeit an den meisten Tagen) sollte eine psychotische Episode mit entweder mindestens einem der unter 1. aufgezählten Merkmale oder mit mindestens zwei der unter 2. aufgezählten Merkmale bestehen. 1. Mindestens eines der folgenden Merkmale: a) Gedankenlautwerden, Gedankeneingebung, Gedankenentzug oder Gedankenausbreitung, b) Kontrollwahn, Beeinflussungswahn, Gefühl des Gemachten, deutlich bezogen auf Körper- oder Gliederbewegungen oder bestimmte Gedanken, Tätigkeiten oder Empfindungen; Wahnwahrnehmungen, c) kommentierende oder dialogische Stimmen, die über den Patienten reden oder andere Stimmen, die aus bestimmten Körperteilen kommen, d) anhaltend kulturell unangemessener, bizarrer Wahn, wie der, das Wetter kontrollieren zu können oder mit Außerirdischen in Verbindung zu stehen. 2. *Oder* mindestens zwei der folgenden Merkmale: a) Anhaltende Halluzinationen jeder Sinnesmodalität, täglich während mindestens eines Monats, begleitet von flüchtigen oder undeutlich ausgebildeten Wahngedanken ohne deutliche affektive Beteiligung oder begleitet von langanhaltenden überwertigen Ideen, b) Neologismen, Gedankenabreißen oder Einschiebungen in den Gedankenfluß, was zu Zerfahrenheit oder Danebenreden führt, c) katatone Symptome wie Erregung, Haltungsstereotypien oder wächserne Biegsamkeit (Flexibilitas cerea), Negativismus, Mutismus und Stupor d) „negative" Symptome wie auffällige Apathie, Sprachverarmung, verflachte oder inadäquate Affekte (Es muß sichergestellt sein, daß diese Symptome nicht durch eine Depression oder eine neuroleptische Medikation verursacht werden).

International wird die Diagnose häufig mit Hilfe des „Diagnostischen und Statistischen Manuals psychischer Störungen" gestellt (DSM-IV; Saß, Wittchen & Zaudig, 1996, S. 327–374). Die Kriterien für die Diagnosestellung sind unterschiedlich, entsprechen aber größtenteils der ICD-10 (Zur genauen Diagnose ist jedoch unbedingt das DSM-IV-Handbuch zu verwenden!). Wesentlicher Unterschied zur ICD-10 ist, daß für eine Schizophrenie-Diagnose das Störungsbild mindestens 6 Monate (inklusive Prodromal- und Residualphase)

Schizophrenieforme Störung

andauern muß. Dauert die Störung länger als 1 Monat, jedoch weniger als 6 Monate, wird eine Schizophreniforme Störung diagnostiziert.

1.2.1 Leitfragen für eine erste Exploration

Präzise nachfragen

Haben Sie den Verdacht, daß bei dem Patienten psychotische Symptome vorhanden sind, *fragen Sie direkt nach den Symptomen*. Im Gegensatz zu allgemeinen Umgangs- und Verhaltensformen gehört präzises Nachfragen und der Versuch, Sachverhalte auch dann zu klären, wenn der Patient sichtlich versucht, bestimmte Themen zu vermeiden, zum „Handwerkszeug" einer psychiatrischen Exploration.

Symptomverleugnung

Erstauntes Nachfragen der Patienten („Wie kommen Sie denn darauf?"), ausweichendes oder ablenkendes Verhalten bzw. das Einlegen längerer Pausen vor Beantwortung präzise gestellter Fragen können Anhaltspunkte für das Vorhandensein vom Patienten verleugneter Krankheitssymptome sein.

Andere Patienten erwähnen

Manchmal ist es hilfreich, sich auf Erfahrungen anderer zu stützen („Manche Patienten berichten, ..." oder „Ich werde Ihnen einige Fragen zu ungewöhnlichen Erlebnissen stellen, von denen ich schon gehört habe."). Patienten können es als Erleichterung empfinden, daß bestimmte Phänomene schon bei anderen vorgekommen und bekannt sind.

Fremdanamnese

Bei unklaren und widersprüchlichen Angaben der Patienten ist die Erhebung fremdanamnestischer Daten (Angehörige, Freunde, Kollegen) oft unverzichtbar. Bei ausgesprochen mißtrauisch-paranoiden Patienten (z. B. bei Ängsten, „abgehört" zu werden) kann man versuchen, Fragen schriftlich zu stellen und beantworten zu lassen.

Schizophrenie-Symptome: Leitfragen für eine erste Exploration
(siehe Karte im Anhang)

Formale Denkstörungen

- *Zerfahren/inkohärent.* Die Gedanken springen zusammenhanglos von einem Thema zum anderen. Bei Inkohärenz hat das Denken und Sprechen keinen verständlichen Zusammenhang mehr und ist nicht nachvollziehbar. Wortneubildungen (Neologismen) kommen vor.

Inhaltliche Denkstörungen

- *Wahnstimmung.* „Haben Sie das Gefühl, daß irgend etwas Seltsames vor sich geht, das Sie nicht erklären können?"
- *Beziehungswahn.* Objekte und Ereignisse bekommen eine persönliche Bedeutung. „Glauben Sie, daß besondere Botschaften über das Fernsehen oder Radio speziell an Sie gerichtet sind?" „Sehen Sie manchmal eine bestimmte Bedeutung in der Art, wie Gegenstände gestellt waren, in Anzeigen, in Schaufenstern?"

- *Verfolgungswahn.* „Haben Sie das Gefühl, daß Sie jemand verfolgt? ..., daß jemand Ihnen das Leben schwer machen will?" „Versucht irgend jemand, Ihnen absichtlich Schaden zuzufügen, indem er versucht, Sie zu vergiften oder zu töten?"
- *Größenwahn.* „Glauben Sie, besondere Fähigkeiten oder Kräfte zu haben?" „Sind Sie in irgendeiner Weise besonders wichtig?" „Sind Sie eine bedeutende Persönlichkeit?"
- *Körperbezogene Wahnideen.* „Haben Sie das Gefühl, daß Teile Ihres Körpers sich verändert haben oder aufhörten zu funktionieren (nachdem der Arzt sagte, daß Ihnen nichts fehlte)?"
- *Beeinflussungswahn.* „Haben Sie das Gefühl, daß Sie unter Kontrolle von Kräften und Mächten stehen, daß Sie gegen Ihren eigenen Willen kontrolliert werden?"
- *Gedankenausbreitung.* „Hören Sie manchmal Ihre eigenen Gedanken laut, so daß vielleicht jemand, der neben Ihnen steht, diese auch hören könnte?"
- *Gedankenentzug.* „Glauben Sie, daß Ihnen die Gedanken aus dem Kopf entzogen werden, als ob ein Mensch oder eine Kraft sie Ihnen wegnehmen könnte?"
- *Gedankeneingebung.* „Glauben Sie, es werden Gedanken in Ihren Kopf gebracht, die nicht Ihre eigenen sind?"
- *Bizarrer Wahn.* Wahnvorstellungen, die als total abwegig erachtet werden, z. B. die Überzeugung, von einer toten Person kontrolliert zu werden.

Halluzinationen
- *Stimmenhören.* „Hören Sie manchmal Stimmen oder Geräusche, ohne daß jemand um Sie herum war und deren Herkunft Sie sich nicht erklären konnten?" „Was sagen die Stimmen?" „Sind die Stimmen in Ihrem Kopf oder können Sie sie mit Ihren Ohren hören?" „Kommentiert die Stimme das, was Sie tun?" „Wieviele Stimmen hören Sie? Unterhalten sich die Stimmen miteinander?"
- *Optische Halluzinationen.* Haben Sie eine „Erscheinung" oder Dinge gesehen, die andere Leute nicht sehen können?"
- *Taktile Halluzinationen.* „Fühlen Sie manchmal „seltsame" Dinge an oder in Ihrem Körper?"
- *Geruchs- und Geschmackshalluzinationen.* „Haben Sie ungewöhnliche Geruchs- oder Geschmacksempfindungen?"

Affektstörungen
- *Affektarm.* Geringe Gefühlsansprechbarkeit (Gleichgültigkeit, emotionale Indifferenz), Mangel an affektiver Reaktionsbereitschaft.
- *Ambivalent.* Koexistenz widersprüchlicher Gefühle im Bewußtsein, wird meist quälend erlebt.
- *Parathymie.* Paradoxe Affekte: Gefühlsausdruck und Erlebnisinhalt stimmen nicht überein (Trauriges mit Lächeln erzählen, Lustiges mit Weinen).

Störungen des Selbstgefühls
- *Derealisation.* Die Umgebung erscheint unwirklich, fremdartig oder auch räumlich verändert. Dadurch wirkt sie unvertraut, sonderbar, gespenstisch oder sonstwie verändert.
- *Depersonalisation.* Der Patient nimmt sich selbst unwirklich, verändert, fremd und/oder uneinheitlich war.

Psychomotorische Störungen
- *Manieriert/bizarr.* Alltägliche Bewegungen und Handlungen (auch Gestik, Mimik und Sprache) werden verstiegen, verschroben, posenhaft ausgeführt. Das gesamte Verhalten kann unnatürlich, geziert, affektiert, gekünstelt, verkrampft, oder floskelhaft sein.
- *Mutistisch (stumm).* Wortkargheit bis zum Nichtsprechen, oft werden nur ganz wenige geflüsterte Worte oder Silben geäußert.
- *Katatone Erregung.* Ausführung scheinbar sinnloser und stereotyper, erregter motorische Bewegungen, die nicht durch äußere Reize hervorgerufen sind.
- *Katatone Haltungsstereotypie.* Der Patient kann freiwillig inadäquate und bizarre Haltungen einnehmen.
- *Negativismus.* Der Patient kann sich Anweisungen oder Fremdversuchen, Bewegungen auszuführen, widersetzen oder sich ihnen aktiv entgegenstellen.

1.2.2 Typen der Schizophrenie

Die Schizophrenie-Typen sind durch das klinische Querschnittsbild definiert, das zum Untersuchungszeitpunkt vorherrscht. Manche Typen sind über die Zeit weniger stabil als andere und ihre Aussagekraft für die Prognose ist unterschiedlich. Die häufig diagnostizierten Typen nach ICD-10 sind die Folgenden, wobei die *allgemeinen Kriterien* (jeweils Kriterium A) für eine Schizophrenie erfüllt sein müssen:

Schizophrenie-Kriterien müssen erfüllt sein

Typen der Schizophrenie	
F20.0	Paranoider Typus
F20.1	Hebephrene Schizophrenie
F20.2	Katatoner Typus
F20.3	Undifferenzierte Schizophrenie
F20.4	Postschizophrene Depression
F20.5	Schizophrenes Residuum
F20.6	Schizophrenia simplex

F20.0 Paranoider Typus

B) Halluzinationen oder Wahnphänomene müssen vorherrschen (Verfolgungswahn, Beziehungswahn, Abstammungswahn, Sendungswahn, coenästhetischer oder Eifersuchtswahn; drohende oder befehlende Stimmen, Geruchs- und Geschmackshalluzinationen, sexuelle oder andere körperliche Sensationen).

C) Ein verflachter oder inadäquater Affekt, katatone Symptome oder Zerfahrenheit dominieren das klinische Bild nicht. Alle diese Phänomene können jedoch in leichter Form vorhanden sein.

F20.1 Hebephrene Schizophrenie

B) Kriterium 1. oder 2. muß erfüllt sein:
   1. eindeutige und anhaltende Verflachung oder Oberflächlichkeit des Affekts,
   2. eindeutige und anhaltende Inadäquatheit oder Unangebrachtheit des Affekts.

C) Kriterium 1. oder 2. muß erfüllt sein:
   1. zielloses und unzusammenhängendes Verhalten, statt Zielstrebigkeit,
   2. eindeutige Denkstörungen, die sich als unzusammenhängende, weitschweifige oder zerfahrenen Sprache äußern.

D) Halluzinationen oder Wahnphänomene bestimmen das klinische Bild nicht, können jedoch in leichterer Form vorhanden sein.

F20.2 Katatoner Typus

A) Die *allgemeinen Kriterien* für eine Schizophrenie müssen möglichst erfüllt sein, auch wenn dies zu Beginn der Störung bei nicht kommunikationsfähigen Personen nicht feststellbar ist.

B) Für mindestens zwei Wochen müssen mindestens eins oder mehrere der folgenden katatonen Merkmale vorhanden sein:
   1. Stupor (eindeutige Verminderung der Reaktionen auf die Umgebung sowie Verminderung spontaner Bewegungen und Aktivität) oder Mutismus,
   2. Erregung (anscheinend sinnlose motorische Aktivität, die nicht durch äußere Reize beeinflußt ist),
   3. Haltungsstereotypien (freiwilliges Einnehmen und Beibehalten unsinniger und bizarrer Haltungen,
   4. Negativismus (anscheinend unmotivierter Widerstand gegenüber allen Anforderungen oder Versuchen, bewegt zu werden; oder statt dessen Bewegungen in gegensinniger Richtung),
   5. Rigidität (Beibehaltung einer starren Haltung gegenüber Versuchen, bewegt zu werden),
   6. wächserne Biegsamkeit, Verharren der Glieder oder des Körpers in Haltungen, die von außen auferlegt sind,

7. Befehlsautomatismus (automatische Befolgung von Anweisungen).

F20.3 Undifferenzierte Schizophrenie

B) Kriterium 1. oder 2. müssen erfüllt sein:
   1. Die Symptome erfüllen die Kriterien der Untergruppen F20.0, F20.1, F20.4, F20.5 nicht.
   2. Die Symptome sind so zahlreich, daß die Kriterien für mehr als eine der unter B1. aufgeführten Subgruppen erfüllt werden.

F20.4 Postschizophrene Depression

A) Die *allgemeinen Kriterien* für eine Schizophrenie müssen während der letzten zwölf Monate erfüllt gewesen sein, sind aber zur Zeit nicht nachweisbar.
B) Eins von den Kriterien F20 G1., 2.a,b,c oder d muß noch vorhanden sein.
C) Die depressiven Symptome müssen ausreichend lange andauern, sowie schwer und umfassend genug sein, um mindestens die Kriterien für eine leichte depressive Episode (F32.0) zu erfüllen.

F20.5 Schizophrenes Residuum

A) Die allgemeinen Kriterien für eine Schizophrenie (F20.0–F20.3) müssen in der Vergangenheit erfüllt gewesen sein, sind aber zur Zeit nicht nachweisbar.
B) Mindestens vier der folgenden Symptome waren während der vorangegangenen zwölf Monate vorhanden:
   1. psychomotorische Verlangsamung oder verminderte Aktivität,
   2. deutliche Affektverflachung,
   3. Passivität und Initiativemangel,
   4. Verarmung hinsichtlich Menge oder Inhalt des Gesprochenen,
   5. geringe nonverbale Kommunikation, deutlich an Mimik, Blickkontakt, an Stimmodulation und Körperhaltung,
   6. verminderte soziale Leistungsfähigkeit und Vernachlässigung der Körperpflege.

F20.6 Schizophrenia simplex

A) Schleichende Progredienz aller drei folgenden Merkmale über einen Zeitraum von mindestens einem Jahr:
   1. deutliche und anhaltende Veränderungen in einigen früheren Persönlichkeitsmerkmalen, was sich in einem Antriebs- und Interesseverlust äußert, sowie in nutz- und ziellosem Verhalten, in Selbstversunkenheit und sozialem Rückzug,

2. allmähliches Auftreten und Verstärkung von „negativen“ Symptomen wie Apathie, Sprachverarmung, verminderte Aktivität, deutlicher Affektverflachung, Passivität, Initiativemangel und verminderte nonverbale Kommunikation (Mimik, Blickkontakt, Stimmodulation oder Körperhaltung),
3. deutliche Abnahme der schulischen oder beruflichen Leistungsfähigkeit.

B) Niemals treten die unter F20.0–F20.3 G1. aufgeführten Symptome oder Halluzinationen und ausgeformten Wahninhalte jeglicher Art, auf. D. h., die Betroffenen dürfen niemals die Kriterien für eine Schizophrenie oder eine andere psychotische Störung erfüllt haben.

C) Kein Nachweis einer Demenz oder einer anderen organischen Störung.

Tabelle 1.1:
Typen der Schizophrenie
Übersicht

Psychotische Symptome	F20.0 Paranoider Typus	F20.1 Hebephrenie	F20.2 Katatoner Typus	F20.3 Undifferenzierter Typus	F20.4 Postschizophrene[2] Depression	F20.5 Schizophrenes Residuum[2]	F20.6 Schizophrenia simplex[3]
A) Ich-Störungen	/+	(–)	(–)	/+	–	–	–
Wahn	/+	(–)	(–)	/+	–	–	–
Akustische Halluzinationen	/+	(–)	(–)	/+	–	–	–
Bizarrer Wahn	/+	(–)	(–)	/+	–	–	–
B) andere Halluzinationen	/+	(–)	(–)	/+	–	–	–
Formale Denkstörungen	(–)	+	(–)	/+	–	–	–
Katatone Symptome	–	–	+[1]	(–)	–	–	–
Desorganisiertes Verhalten	(–)	+	(–)	/+	–	+	+
Negativ-Symptomatik	(–)	+	(–)	(–)	+	+	+

\+ = ausgeprägt vorhanden; (–) = abgeschwächt vorhanden; – = nicht vorhanden; / = oder
1 = mindestens 2 Wochen
2 = Die allgemeinen Kriterien für Schizophrenie waren während der letzten 12 Monate erfüllt, sind aber zur Zeit nicht nachweisbar.
3 Schleichende Progredienz über mindestens 1 Jahr; niemals Kriterien für Schizophrenie erfüllt; deutliche Abnahme der schulischen/beruflichen Leistungsfähigkeit.

Probleme der Typenklassifizierung

Zusammenfassend muß betont werden, daß die Untergruppen oft zeitlich instabil sind, phänomenologisch eher unspezifisch und die Validität begrenzt zu sein scheint. Der katatone Typus tritt zumindest in Industrieländern nur noch selten auf. In der Regel werden sowohl für kurze wie für langfristige Katamnesen die günstigsten Verläufe beim paranoiden, die ungünstigsten beim hebephrenen Typus gefunden. Hierbei ist zu beachten, daß letzterer eine zeitlich geringere Stabilität als der paranoide Typus aufweist. Die Typenklassifikation ist daher mit gebührender Vorsicht zu betrachten, sie wurde hier breiter dargestellt, da die Diagnosen häufig in dieser Form gestellt werden und den Betroffenen meist bekannt sind.

1.3 Differentialdiagnose

Bei einem Verdacht auf das Vorliegen einer Schizophrenie sind differentialdiagnostische Abwägungen von großer Bedeutung, da ähnliche oder identische Zustandsbilder auch durch andere ätiologische Faktoren ausgelöst werden können. Aus der Differentialdiagnostik ergeben sich Konsequenzen für die Behandlung, für die prognostische Beurteilung und für die genetische Beratung.

Differentialdiagnose			
A)	*Organische Krankheitsfaktoren*		
–		Medizinische Krankheitsfaktoren, Delir oder Demenz	
–		Psychotrope Substanzen	
B)	*Psychische Störungen*		
–	F21	Schizotypische Störung	
		F60.0	Paranoide Persönlichkeitsstörung
		F60.1	Schizoide Persönlichkeitsstörung
–	F25	Schizoaffektive Störungen	
		F25.0	Schizomanische Störung
		F25.1	Schizodepressive Störung
		F25.2	Gemischte Schizoaffektive Störung
–	F23	Akute Vorübergehende Psychotische Störungen	
		F23.0	Akute Polymorphe Psychotische Störung ohne Symptome einer Schizophrenie
		F23.1	Akute Polymorphe Psychotische Störung mit Symptomen einer Schizophrenie
		F23.2	Akute Schizophreniforme Psychotische Störung
–	F22	Wahnhafte Störung	
–	F24	Induzierte Wahnhafte Störung	

1.3.1 Organische Krankheitsfaktoren

Eine große Anzahl von organischen Krankheitsfaktoren kann mit psychotischen Symptomen einhergehen, eine ärztliche Abklärung ist daher unbedingt notwendig.

Somatische Abklärung notwendig

a) Eine Psychotische Störung aufgrund eines **Medizinischen Krankheitsfaktors, Delir** oder **Demenz** (Alzheimer) wird diagnostiziert, wenn die Vorgeschichte, körperliche Befunde oder Laborbefunde Hinweise geben, daß die Wahnphänomene oder Halluzinationen eine direkte organische Ursache haben können. Folgende somatische Erkrankungen können zu einer psychotischen Symptomatik führen: Durchblutungsstörungen des Gehirns, Gehirntumore, Hirnverletzungen (z. B. Kommotionspsychosen), schwere Epilepsien (z. B. Temporallappen-Epilepsie), infektiöse Erkrankungen (Fieberdelirien, Syphilis), Mangel- und Fehlernährung, Hormonstörungen (Cushing-Syndrom), Vergiftungen (Kohlenoxydvergiftung, pathologischer Rausch) oder degenerative Erkrankungen (Chorea Huntington).

b) Viele verschiedene psychotrope Substanzen können Symptome ähnlich denen der Schizophrenie hervorrufen: Amphetamin oder Kokain können Wahnphänomene oder Halluzinationen hervorbringen, Phencylclidin kann eine Mischung positiver und negativer Symptome hervorrufen, Alkoholmißbrauch kann Halluzinationen verursachen. Der Untersucher muß bestimmen, ob die psychotischen Symptome durch den Substanzgebrauch hervorgerufen, aufrechterhalten oder verschlimmert werden.

Psychopharmaka

Alkohol

1.3.2 Psychische Störungen

Die differentialdiagnostische Abklärung von anderen psychotischen Störungen wie Schizoaffektiven Störungen, Akuten Vorübergehenden Psychotischen Störungen, Wahnhaften Störungen und Schizotypischen Störungen ist wichtig, da die Behandlung, die Krankheitsverläufe und die Prognose unterschiedlich sein können.

1.3.2.1 Schizotype Störung

Die Schizophrenie hat Merkmale (z. B. paranoide Vorstellungen, magisches Denken, soziales Vermeidungsverhalten, vage und abschweifende Sprechweise) gemeinsam mit der Schizotypen Störung (F21) oder der Paranoiden (F60.0) oder der Schizoiden Persönlichkeitsstörung (F60.1), die ihr vorangehen können. Eine zusätzliche Schizophreniediagnose ist angemessen, wenn die Symptome schwer genug sind.

Die Prävalenzrate der Schizotypischen Persönlichkeitsstörung (DSM-IV) soll bei ca. 3 % liegen und weist einen relativ stabilen Verlauf auf.

F21 Schizotype Störung	
A)	Die Betroffenen haben über einen Zeitraum von mindestens *zwei Jahren* mindestens *vier* der folgenden Merkmale entweder ununterbrochen oder wiederholt gezeigt:
1.	unangepaßter oder eingeengter Affekt, so daß die Betroffenen kalt und unnahbar erscheinen,
2.	seltsames, exzentrisches oder eigentümliches Verhalten und Erscheinung,
3.	wenige soziale Bezüge und Tendenz zu sozialem Rückzug,
4.	sonderbare Ansichten oder magisches Denken, das das Verhalten beeinflußt und nicht mit subkulturellen Normen übereinstimmt,
5.	Mißtrauen und paranoide Vorstellungen,
6.	Grübeln ohne inneren Widerstand oft mit dysmorphoben, sexuellen oder aggressiven Inhalten,
7.	ungewöhnliche Wahrnehmungen, einschließlich Körpergefühlsstörungen, Illusionen, Depersonalisations- oder Derealisationserleben,
8.	vages, umständliches, metaphorisches, gekünsteltes und oft stereotypisches Denken, das sich in einer seltsamen Sprache oder auf andere Weise äußert, ohne deutliche Zerfahrenheit,
9.	gelegentliche, vorübergehende quasi-psychotische Episoden mit intensiven Illusionen, akustischen oder anderen Halluzinationen und wahnähnlichen Inhalten; diese Episoden treten im allgemeinen ohne äußere Veranlassung auf.
B)	Die Betroffenen haben niemals die Kriterien für eine Schizophrenie (F20) erfüllt.

1.3.2.2 Schizoaffektive Störung

Affektive Störung mit psychotischen Merkmalen

Die Unterscheidung zwischen der Schizophrenie und einer Affektiven Störung mit Psychotischen Merkmalen oder einer Schizoaffektiven Störung wird durch den Umstand erschwert, daß während der prodromalen, floriden und residualen Phasen der Schizophrenie eine Störung des Affekts häufig ist. Eine Affektive Störung mit Psychotischen Merkmalen wird dann diagnostiziert, wenn die psychotischen Symptome *ausschließlich* während der Perioden mit einem affektiven Störungsbild auftreten.

Schizoaffektive Störung

Bei der Schizoaffektiven Störung muß eine affektive Episode zusammen mit floriden Symptomen der Schizophrenie auftreten, affektive Symptome müssen während einer beträchtlichen Strecke der Gesamtdauer der Erkrankung vorhanden sein und Wahnphänomene oder Halluzinationen müssen für mindestens 2 Wochen ohne gleichzeitige ausgeprägte affektive Symptome vorkommen.

Im Gegensatz dazu haben affektive Symptome bei der Schizophrenie entweder eine Dauer, die im Verhältnis zur Gesamtdauer der Erkrankung kurz ist, sie treten nur während der prodromalen oder residualen Phasen auf, oder sie erfüllen nicht vollständig die Kriterien einer affektiven Episode.

Affektive Symptome bei Schizophrenie

Zur Prävalenz Schizoaffektiver Störungen fehlen genaue Daten, sie scheint aber seltener zu sein als Schizophrenie. Die Prognose ist etwas besser als die der Schizophrenie.

F25 Schizoaffektive Störungen	
Diese Diagnose zeichnet sich durch eine relative ,,Balance" zwischen Zahl, Schwere und Dauer schizophrener und affektiver Symptome aus.	
G1.	Die Störung erfüllt die Kriterien für eine Affektive Störung F30 (Manische Episode), F31 (Bipolare Affektive Störung), F32 (Depressive Episode) vom Schweregrad mittelgradig oder schwer, wie für jede Subgruppe beschrieben.
G2.	Aus mindestens *einer* der unten aufgeführten Symptomgruppen müssen Symptome während des größten Teils einer Zeitspanne von mindestens *zwei Wochen* vorhanden sein (siehe F20 Schizophrenie):
1.	Gedankenlautwerden, Gedankeneingebung, Gedankenentzug, Gedankenausbreitung,
2.	Kontrollwahn, Beeinflussungswahn, Gefühl des Gemachten, deutlich bezogen auf Körper- oder Gliederbewegungen oder bestimmte Gedanken, Tätigkeiten oder Empfindungen,
3.	kommentierende oder dialogische Stimmen, die über den Patienten sprechen oder andere Stimmen, die aus bestimmten Körperteilen kommen,
4.	anhaltender, kulturell unangemessener und bizarrer Wahn (d. h. nicht ausschließlich Größen- oder Verfolgungswahn), sondern z. B. die Überzeugung, andere Welten besucht zu haben, Wolken durch Aus- und Einatmen kontrollieren zu können, mit Pflanzen und Tieren ohne Sprache kommunizieren zu können etc.,
5.	Danebenreden oder deutlich zerfahrene Sprache, oder häufiger Gebrauch von Neologismen,
6.	intermittierendes, aber häufiges Auftreten einiger katatoner Symptome wie Haltungsstereotypien, wächserne Biegsamkeit (Flexibilitas cerea) und Negativismus.
G3.	Die Kriterien G1. und G2. müssen während derselben Störungsepisode und wenigstens für einige Zeit gleichzeitig erfüllt sein. Das klinische Bild muß durch Symptome beider Kriterien, G1. und G2., geprägt sein.

Formen:

F25.0 Schizomanische Störung
Die Kriterien für F25 und Manie (F30.1 oder F31.1) müssen erfüllt sein.

F25.1 Schizodepressive Störung
Die Kriterien für F25 und Depressive Störung (F31.3, F31.4, F32.1 oder F32.2) müssen erfüllt sein.

F25.2 Gemischte Schizoaffektive Störung
Die Kriterien für Bipolare Affektive Störung (F31.6) müssen erfüllt sein.

1.3.2.3 Akute Vorübergehende Psychotische Störung

Rascher Beginn < 2 Wochen

Die Schizophrenie unterscheidet sich von der Akuten Vorübergehenden Psychotischen Störung vor allem hinsichtlich des raschen Beginns und der Dauer der schizophrenen Symptomatik.

Über die Epidemiologie der Akuten Vorübergehenden Psychotischen Störung liegen kaum Daten vor. Die Lebenszeitprävalenz der Schizophreniformen Störung liegt bei etwa 0.2 %, über den Verlauf liegen kaum Angaben vor. Etwa ein Drittel der Patienten erholen sich innerhalb des sechs-Monats Zeitraumes, die anderen Patienten erhalten die Diagnose „Schizophrenie" oder „Schizoaffektive Störung".

F23 Akute Vorübergehende Psychotische Störung

G1. Akuter Beginn von Wahngedanken, Halluzinationen und unverständlicher oder zerfahrener Sprache oder jeglicher Kombination von diesen Symptomen. Das Zeitintervall zwischen dem ersten Auftreten und der Ausbildung des voll entwickelten Störungsbildes sollte nicht länger als zwei Wochen betragen.

G2. Wenn vorübergehende Zustandsbilder mit Ratlosigkeit, illusionärer Verkennung oder Aufmerksamkeits- und Konzentrationsstörungen vorkommen, erfüllen sie nicht die Kriterien für eine organisch bedingte Bewußtseinsstörung (F05 A.).

G3. Die Störung erfüllt nicht die Kriterien für eine manische (F30), eine depressive (F32) oder eine rezidivierende depressive Episode (F33).

G4. Kein Nachweis eines vorangegangenen Konsums psychotroper Substanzen, der gravierend genug wäre, die Kriterien für eine Intoxikation (F1x.0), einen schädlichen Gebrauch (F1x.1), ein Abhängigkeitssyndrom (F1x.2) oder ein Entzugssyndrom (F1x.3 und F1x.4) zu erfüllen. Ein kontinuierlicher und im wesentlichen unveränderter Alkoholkonsum oder Substanzgebrauch in einer Menge oder Häufigkeit, die die Betroffenen gewöhnt sind, schließt die Diagnose F23 nicht aus.

Bei allen Formen müssen die F23-Kriterien erfüllt sein:

F23.0 Akute Polymorphe Psychotische Störung ohne Symptome einer Schizophrenie
B) Die Symptomatologie wechselt rasch in Art und Schwere von Tag zu Tag und während desselben Tages. C) Jede Art von Halluzinationen oder Wahnideen besteht mindestens mehrere Stunden lang, zu irgendeiner Zeit nach Auftreten der Störung. D) Gleichzeitig auftretende Symptome von mindestens zwei der folgenden Syndrome: 1. emotionale Aufgewühltheit mit intensiven Glücksgefühlen oder Ekstase, oder überwältigende Angst oder deutlich Reizbarkeit, 2. Ratlosigkeit und Verkennung von Personen und Orten, 3. Antriebssteigerung oder Antriebsschwäche von deutlichem Ausmaß. E) Schizophrene Symptome (F20 G1.1, G1.2) kommen, wenn überhaupt, nur sehr kurz, zu Beginn vor, d. h. das Kriterium F23.1 B wird nicht erfüllt. F) Die Dauer der Störung beträgt nicht mehr als *drei Monate*.

F23.1 Akute Polymorphe Psychotische Störung mit Symptomen einer Schizophrenie
A) Die Kriterien B., C. und D. der Akuten Polymorphen Psychotischen Störung (F23.0) müssen erfüllt sein. B) Einige, der für Schizophrenie (F20.0–F20.3) typischen Symptome müssen während des größten Teils der Zeit seit Beginn der Störung vorhanden sein. Wenn auch die spezifischen Kriterien nicht vollständig erfüllt sein müssen, sollte doch mindestens eins der Symptome von F20 G1.1 a bis G1.2 c nachweisbar sein. C) Die schizophrene Symptomatik (F23.1, B.) dauert nicht länger als *einen Monat* an.

F23.2 Akute Schizophreniforme Psychotische Störung
B) Die Kriterien für Schizophrenie (F20.0–F20.3) müssen, außer den Zeitkriterien, erfüllt sein. C) Die Störung erfüllt nicht die Kriterien B., C. und D. für die Akute Polymorphe Psychotische Störung (F23.0). D) Die Gesamtdauer der Störung beträgt nicht mehr als *einen Monat*.

F23.3 Andere Akute Vorwiegend Wahnhafte Psychotische Störung
B) Es liegen relativ stabile Wahnideen und/oder Halluzinationen vor, die aber nicht die Kriterien für eine Schizophrenie (F20.0–F20.3) erfüllen.
C) Die Störung erfüllt nicht die Kriterien für die Akute Polymorphe Psychotische Störung (F23.0).
D) Die Gesamtdauer der Störung beträgt nicht mehr als *drei Monate*.

1.3.2.4 Wahnhafte Störung

Die Differentialdiagnose zwischen der Schizophrenie und der Wahnhaften Störung beruht auf der Art der Wahnphänomene (nicht-bizarr bei der Wahnhaften Störung) sowie dem Fehlen anderer, für Schizophrenie charakteristischer Symptome (z. B. Halluzinationen, desorganisiertes Sprechen oder Verhalten oder ausgeprägte negative Symptome). Besonders schwierig ist es, die Wahnhafte Störung vom Paranoiden Typus der Schizophrenie zu differenzieren, weil dieser Subtypus eine ausgeprägt desorganisierte Sprechweise, desorganisiertes Verhalten oder flachen oder inadäquaten Affekt nicht einschließt und oft mit einer geringeren Funktionseinbuße einhergeht, als es für andere Subtypen charakteristisch ist. Wenn sich bei Patienten mit einer Wahnhaften Störung eine schlechte psychosoziale Anpassung einstellt, entsteht diese direkt aus den wahnhaften Überzeugungen.

Die Wahnhafte Störung ist selten (0.05–0.1 % Lebenszeitprävalenz) und beginnt im mittleren oder späteren Erwachsenenalter. Zur Prognose liegen kaum Angaben vor; Patienten mit Eifersuchtswahn scheinen eine bessere Prognose als Patienten mit Verfolgungswahn zu haben.

F22.0 Wahnhafte Störung
A) Ein Wahn oder Wahnsystem mit anderen als den typischen unter F20 (G1.1 b. oder d.) aufgezählten Inhalten (d. h. keine völlig unmöglichen oder kulturell inakzeptablen Vorstellungen). Am häufigsten sind Verfolgungs-, Größen-, Eifersuchts-, Liebes- oder hypochondrischer Wahn.
B) Die Wahngedanken (A) müssen mindestens *drei Monate* bestehen.
C) Die allgemeinen Kriterien für eine Schizophrenie (F20.0–F20.3) werden nicht erfüllt.
D) Anhaltende Halluzinationen jeglicher Sinnesmodalität dürfen nicht vorkommen (vorübergehende oder gelegentliche akustische Halluzinationen, die nicht in der dritten Person sprechen oder laufend kommentieren, können vorkommen).

E) Depressive Symptome (oder sogar eine depressive Episode, F32) können im Verlauf vorkommen, vorausgesetzt, die Wahngedanken bestehen auch nach Rückbildung etwaiger affektiver Symptome unverändert weiter.
F) Häufigstes Ausschlußkriterium: kein Nachweis einer primären oder sekundären Gehirnerkrankung wie unter F0 angegeben oder einer durch psychotrope Substanzen bedingten psychotischen Störung (F1x.5).

Folgende Typen können unterschieden werden: Verfolgungswahn, Querulantenwahn, Beziehungswahn, Größenwahn, hypochondrischer Wahn, Eifersuchtswahn, Liebeswahn.

F24 Induzierte wahnhafte Störung

A) Die Betroffenen übernehmen einen Wahn oder ein Wahnsystem einer anderen Person, die an einer unter F20 bis F23 klassifizierten Störung leidet.
B) Die Betroffenen haben eine außergewöhnlich enge Beziehung zueinander und leben relativ isoliert von anderen Menschen.
C) Die Betroffenen hatten die krankhafte Überzeugung nicht, bevor sie in Kontakt mit der anderen Person kamen und litten in der Vergangenheit nicht unter irgendeiner unter F20 bis F23 klassifizierten Störung.

Tabelle 1.2:
ICD-10: Psychotische Störungen

	F20.x Schizophrenie	F25.x Schizoaffektive Störung	F23.x Akute, vorübergehende psychotische Störung	F22.0 Wahnhafte Störung
1. Psychotische Symptome				
1 Symptom				
Ich-Störungen	/+	/+	/+	–
Wahn	/+	/+	/+	+
Akustische Halluzinationen	/+	/+	/+	–
bizarrer Wahn	/+	/+	/+	–
2 andere Symptome	/+	/+	/+	–
2. Beeinträchtigung	+	+	(–)	(–)
3. Dauer/Verlauf	Mindestens 1 Monat	Mindestens 2 Wochen Psychotische Symptome	Psychotische Symptome kürzer als 1 Monat Dauer der Störung < 3 Monate	
4. Sonstige Symptome				
Manisches, bipolare oder depressive Episode		+		

+ = ausgeprägt vorhanden; (–) = abgeschwächt vorhanden; – = nicht vorhanden; / = oder

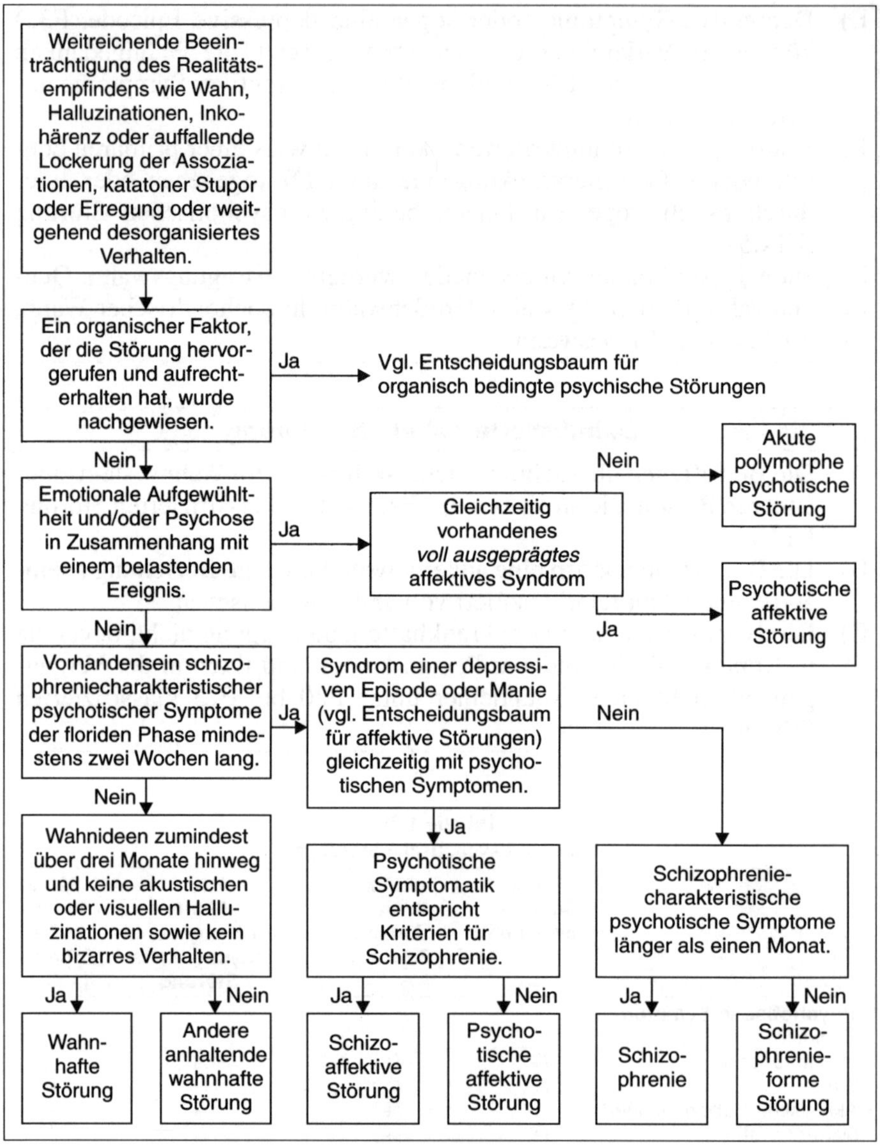

Abbildung 1:
Orientierender Entscheidungsbaum für die Differentialdiagnose psychotischer Störungen nach ICD-10 (Möller, 1995)

1.4 Epidemiologische Daten

Insgesamt erkranken Männer und Frauen etwa gleich häufig, es gibt jedoch einen bisher nicht erklärten Geschlechtsunterschied: Männern erkranken früher, im Mittel zwischen 20 und 25, Frauen später, zwischen 25 und 30 Jahren. Eine Schizophrenie kann auch nach dem 45. Lebensjahr auftreten. Es handelt sich um eine relativ häufige Erkrankung, die Lebenszeitprävalenz liegt bei ca. 1 %, d. h. 1 von 100 Erwachsenen wird im Laufe des Lebens an einer schizophrenen Psychose erkranken. Erstaunlicherweise scheint diese Erkrankungsrate in verschiedenen Kulturen und Rassen konstant zu sein, wie zwei von der WHO durchgeführte Studien in sehr unterschiedlichen Ländern kürzlich gezeigt haben. Die Inzidenzrate liegt bei 1:10 000 pro Jahr.

Schizophrenie: Häufigkeit, Ersterkrankungsalter und Geschlechtsunterschied	
Lebenszeitprävalenz:	1 %, unabhängig von Kultur und Rasse
Geschlechterverteilung:	50:50
Erkrankungsalter:	Männer erkranken 5 Jahre früher als Frauen: 20–25 Jahre vs. 25–30 Jahre

1.5 Verlauf und Prognose

Schizophrenie: Verlauf und Prognose		
Verlauf	25 %:	nur 1 Phase
	50 %:	mehrere Phasen, Beeinträchtigungen im sozialen Bereich
	25 %:	chronischer Verlauf
	Nach 10–20 Jahren kann es zu deutlichen Besserungen der Symptomatik und des Wohlbefindens kommen.	
	Hohe Suizidgefahr: 10 %	

Prognose im Einzelfall nicht sicher möglich

Der Verlauf einer Schizophrenie ist sehr variabel und reicht von einer vollständigen Remission bis zu schweren chronischen Verläufen. Das Verlaufsbild kann nach ICD-10 mit Hilfe der 5. Stelle kodiert werden:

Kodierung des Verlaufs

F20.x0 Kontinuierlich
F20.x1 Episodisch, mit zunehmendem Residuum
F20.x2 Episodisch, mit stabilem Residuum
F20.x3 Episodisch remittierend
F20.x4 Unvollständige Remission
F20.x5 Vollständige Remission

In zahlreichen Studien wurden Prädiktoren ermittelt, die mit einer besseren Prognose verbunden sind:

Prädiktoren für bessere Prognose

- gute prämorbide Anpassung
- akuter Beginn
- höheres Lebensalter bei Erkrankungsbeginn
- weibliches Geschlecht
- auslösende Lebensereignisse
- begleitende affektive Störungen
- kurze Dauer der floriden Symptome
- gute Leistungsfähigkeit zwischen den Episoden
- minimale Residualsymptomatik
- Fehlen hirnstruktureller Auffälligkeiten
- normale neurologische Funktionsabläufe
- Vorhandensein von affektiven Störungen
- Fehlen von Schizophrenie in der Familienanamnese

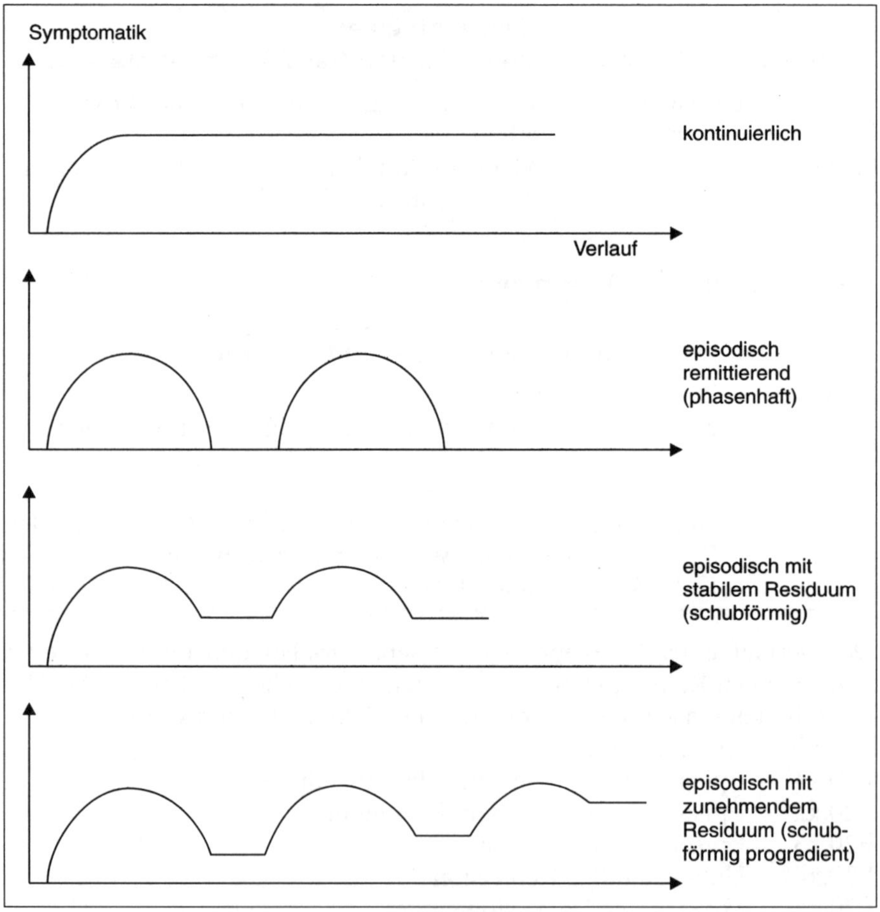

Abbildung 2:
Verlaufstypen schizophrener Psychosen
(Gaebel, 1996; Abdruck mit freundlicher Genehmigung des Karger Verlages)

Allerdings handelt es sich hierbei um statistisch ermittelte Faktoren; gesicherte prognostische Aussagen im Einzelfall sind bisher nicht möglich.

Die Kraepelinsche Vorstellung einer chronisch-progredienten, zum geistigen Niedergang führenden Erkrankung bestimmt auch heute noch in weiten Teilen das Bild in der Öffentlichkeit und zum Teil auch der biologisch orientierten Psychiatrie, obwohl neuere Langzeitkatamnesen mit einer Katamnesedauer bis zu 37 Jahren ein deutlich positiveres Bild aufweisen:

Verlauf

Bei ca. 25 % der Ersterkrankten kommt es zur völligen Remission, ca. 50 % erleben zwar mehrere Phasen, sind sozial aber mehr oder weniger angepaßt – dies hängt vor allem von der Hilfe ab, die die Patienten erhalten – und nur bei ca. 25 % kommt es zu chronischen Endzuständen, wie von Kraepelin postuliert, die dann eine langfristige Hospitalisation erfordern. Auch bei jahrelang verlaufenden Psychosen kann es plötzlich zu einer deutlichen Besserung der Symptomatik und des persönlichen Wohlbefindens kommen. Selbst nach vielen Rückfällen besteht also immer noch Aussicht auf eine erhebliche Besserung. Als Faustregel gilt, daß selbst bei sehr ungünstig verlaufenden Erkrankungen nach 10–20 Jahren eine deutliche Abschwächung der Symptomatik eintreten kann. Auch heute noch sind ca. 65 % aller psychiatrischen Patienten in den psychiatrischen Landeskrankenhäusern Schizophrene; wobei sich hier die Frage stellt, ob die beobachtete Rückzugssymptomatik nicht auch durch die Hospitalisierung selbst hervorgerufen wird, also nicht ursächlich durch die Grunderkrankung. Insgesamt bringt die Erkrankung für die Patienten oft drastische Beeinträchtigungen mit sich, vor allem im beruflichen und sozialen Bereich.

Aussicht auf Besserung

Deutliche Beeinträchtigungen

Kosten

Das frühe Erkrankungsalter (ab 17 Jahre) und die Chronifizierung bedingen außerdem, daß die Schizophrenie ganz erhebliche Kosten verursacht. In einer australischen Studie unter Einbezug der direkten und indirekten Kosten zeigte sich, daß Patienten mit Herzinfarkt insgesamt nur etwa doppelt so hohe Kosten verursachen wie schizophrene Patienten, obwohl Herzinfarkte 6x so häufig sind.

1.6 Komorbidität

Während früher eine Koinzidenz von Schizophrenie und Suchtverhalten nur selten auftrat, ist dies in den beiden letzten Jahrzehnten in den englischsprachigen Ländern und auch in Deutschland häufiger festzustellen. Die Komorbidität betrifft Alkoholmißbrauch, Medikamentenmißbrauch (vor allem bei Frauen), Mißbrauch von illegalen Drogen (Cannabis) und Nikotinmißbrauch. Gesicherte Prävalenzraten sind bisher nicht publiziert, eine deutsche Studie kommt zu ca. 10 % für Alkohol-, Medikamenten- und Drogenmißbrauch. Liegt der Beginn der Schizophrenie vor dem Beginn des Miß-

Mißbrauch von
– Alkohol
– Medikamenten
– illegalen Drogen

brauchsverhaltens, so kann dies möglicherweise als mißglückter „Selbstheilungsversuch" gedeutet werden.

1.7 Belastung der Angehörigen

Angehörige Isolation Depression Ängste

Die Verbesserung der Behandlungsmöglichkeiten schizophren Kranker hat zu einer deutlichen Verlagerung der Schwerpunkte der Behandlung geführt: Blieben die Patienten noch bis in die sechziger Jahre oft als sog. „Langzeitpatienten" in psychiatrischen Großkrankenhäusern, so haben verkürzte Verweildauern im Krankenhaus und der Ausbau komplementärer Versorgungseinrichtungen zu einer vermehrten Belastung der Familien im Rahmen der Rehabilitation bzw. Pflege und Versorgung der Betroffenen geführt. Mit der Betreuung sind meist erhebliche Belastungen und Probleme verbunden, die sich aus dem auffälligen Verhalten der Patienten ergeben können. Ihr oftmals bizarres Sozialverhalten führt leicht zur Isolation der Familie, insbesondere der Mütter. Mehr als die Hälfte der Angehörigen schizophrener Patienten klagen selbst über behandlungsbedürftige psychische Symptome, meist Depressionen und Ängste. Diese Belastungen der Angehörigen werden noch zu selten in der Therapie berücksichtigt; im Gegenteil, die Eltern werden zum Teil mehr oder minder deutlich für die Erkrankung ihrer Kinder verantwortlich gemacht, und die Therapeuten gehen oft nur unzureichend auf die Bedürfnisse der Angehörigen ein: ca. 50 % der Angehörigen sind unzufrieden mit der Behandlung, sie wünschen sich mehr Unterstützung, Information über die Erkrankung und eine stärkere Einbeziehung in die Therapie.

In die Therapie einbeziehen

Große Toleranz und Fürsorge

Selbsthilfe fördern

In der therapeutischen Arbeit mit Familien wird aber auch deutlich, daß trotz der hohen Belastung ein großes Potential an Toleranz und Fürsorge vorhanden ist: Auf das Symptomverhalten wird oft erstaunlich gelassen reagiert; Familien entwickeln Bewältigungsstrategien, die trotz vorhandener Beeinträchtigungen die Zufriedenheit aller Beteiligten ermöglichen. Insgesamt sollte das übergeordnete Ziel von Rehabilitationsmaßnahmen darin bestehen, dieses Selbsthilfepotential zu fördern.

2 Störungstheorien und -modelle

Die Suche nach der biologischen Ursache der Schizophrenie ist trotz intensivster Anstrengungen bis heute erfolglos geblieben. Gaebel (1996) faßte die vorliegenden Ergebnisse der biologisch orientierten Forschung wie folgt zusammen:

Ursache nicht bekannt

Nach Befunden aus der experimentellen Verhaltensforschung zeigt ein Teil der schizophrenen Patienten Störungen der

Experimentelle Verhaltensforschung

- kontinuierlichen Informationsverarbeitung (Continuous Performance Test),
- langsamen Augenfolgebewegungen (Smooth Pursuit Eye Movement),
- frontalen Hirnfunktionen (Wisconsin Card Sorting Test).

Elektrophysiologische Auffälligkeiten finden sich hinsichtlich

Elektrophysiologie

- der elektrodermalen Aktivität als Indikator einer gestörten Orientierungsreaktion (Hypo- oder Hyperresponsivität auf akustische Stimuli),
- des EEGs (erhöhte frontale Theta/Delta Aktivität; evozierte Potentiale mit flacherer P300-Welle), dies deutet auf gestörte Aufmerksamkeits- und Informationsverarbeitungsprozesse hin.

Neurobiochemische Abweichungen deuten auf eine gestörte Neurotransmitterfunktion hin. Auf die „Dopamin-Hypothese" wird in Kapitel 4.1 ausführlich eingegangen.

Neuro-Biochemie

Hirnfunktionale Veränderungen sind mit bildgebenden Verfahren untersucht worden (PET), wobei sich u. a. Hinweise auf eine Minderdurchblutung im Bereich des dorsalen Präfrontalkortexes zeigten.

Hirnfunktion

Morphometrische Hirnveränderungen sind sowohl in vivo mit bildgebenden Verfahren (CT, MRT) als auch post mortem mit neuropathologischen Methoden untersucht worden, wobei sich bei einem Teil schizophrener Patienten z. B. vergrößerte Seitenventrikel oder ein reduziertes Volumen limbischer Strukturen zeigten.

Hirnveränderung

„Ein die verschiedenen Einzelbefunde zufriedenstellende Theorie zur Pathophysiologie, -biochemie, und -morphologie schizophrener Störungen liegt bisher nicht vor" (Gaebel, 1996, S. 122).

Keine zufriedenstellende Theorie

2.1 Genetische Faktoren

Gesichert erscheint nach Familien-, Zwillings- und Adoptivstudien eine genetische Beteiligung. Das Risiko, an einer Schizophrenie zu erkranken, beträgt ca. 12 %, wenn ein Elternteil schizophren ist; die Konkordanzrate bei eineiigen Zwillingen liegt bei 40–50 %, bei zweieiigen bei ca. 15 %. Umweltfaktoren müssen demnach ebenfalls eine bedeutende ätiologische Rolle spielen.

Tabelle 2.1:
Schizophrenie: Erkrankungsrisiko von Verwandten (nach Bäuml, 1994)

Erkrankungsrisiko von Kindern, wenn	– ein Elternteil erkrankt ist	12 %
	– beide Elternteile erkrankt sind	40 %
Erkrankungsrisiko von Geschwistern, wenn	– ein eineiiger Zwilling erkrankt ist	45 %
	– ein zweieiiger Zwilling erkrankt ist	13 %
	– keine Zwillingsverwandtschaft besteht	8 %
Erkrankungsrisiko, wenn	– ein Verwandter zweiten Grades erkrankt ist (z. B. Onkel, Tante, Nichte, Neffe usw.)	4 %

2.2 Familientherapeutische Annahmen

Kommunikative Abweichung

Doppelbindung

Seit den fünfziger Jahren wurde von Familientherapeuten auch Vermutungen geäußert, daß die Art der elterlichen Kommunikation verantwortlich für das Entstehen schizophrener Störungen sei. Zu erwähnen sind hier vor allem die Konzepte „kommunikative Abweichung“ (communication deviance) von Singer, Wynne und Toohey (1978) und „Doppelbindung“ (double bind) von Bateson, Jackson, Haley und Weakland (1956). Während erstere davon ausgingen, daß bestimmte formale Kommunikationsstörungen der Eltern es dem Kind unmöglich machten, die Realität richtig einschätzen zu lernen, bestand der Kerngedanke von Bateson und Mitarbeitern darin, daß Kommunikation auf unterschiedlichen Ebenen (z. B. der verbalen und der nonverbalen) stattfinde, und daß auf den verschiedenen Ebenen sich widersprechende Botschaften gleichzeitig gegeben werden könnten. Schizophrenie entstehe dann, wenn ein Kind gehäuft von wichtigen Bezugspersonen hinsichtlich emotional bedeutsamer Inhalte mit in sich widersprüchlicher Kommunikation konfrontiert werde, ohne daß es die Widersprüchlichkeit aufklären oder aus der Situation fliehen könne.

Gültigkeit nicht belegt

Bisher fanden sich keine empirischen Hinweise für die Gültigkeit dieser Theorien zur familiären Verursachung schizophrener Psychosen. Neben der Tatsache, daß man die empirische Überprüfung mit unzureichenden methodischen Mitteln versucht hat, dürfte dies vor allem darauf zurückzuführen sein, daß ein ausschließlicher Erklärungsversuch aus familiären Faktoren die Ätiopathogenese schizophrener Psychosen zu sehr vereinfacht. Die familienorientierte empirische Schizophrenieforschung hat deshalb den ätiologischen Ansatz aufgegeben zugunsten eines komplexeren Modells, welches familiäre Variablen als Teilaspekt eines komplizierten Gefüges aus biologischen, psychologischen und sozialen Einflußfakoren auf den Verlauf schizophrener Psychosen versteht.

2.3 Vulnerabilitäts-Streß-Modell zur Entstehung schizophrener Episoden (VSM)

Im Gegensatz zu rein biologisch orientierten Modellen und den systemischen Familientheorien der Schizophrenie, erkennt das heuristische, interaktive Vulnerabilitäts-Streß-Modell (Liberman et al., 1986) die Schizophrenie als nosologische Einheit an. Es versucht, gesicherte Befunde der empirischen Schizophrenieforschung zu integrieren, und berücksichtigt von daher neben familiären auch andere psychosoziale und insbesondere auch biologische Faktoren.

Ausgehend von den empirischen Hinweisen auf genetische Faktoren erkennt das Modell eine starke biologische Komponente in der Ätiologie und im Verlauf der Schizophrenie an. Es geht aber davon aus, daß nicht die Krankheit selbst, sondern lediglich bestimmte, sich interaktiv bedingende Vulnerabilitätsmerkmale vererbt oder durch prä- bzw. perinatale Traumata erworben werden. Nach dem VS-Modell entstehen die schizophrenen Symptome aus einer Interaktion von Einflüssen auf den Ebenen der Biologie, der Umwelt und des Verhaltens. Es wird davon ausgegangen, das Schizophrene vor allem durch folgende „trait"-ähnliche Vulnerabilitätsindikatoren gekennzeichnet sind, die vor, während und nach einer psychotischen Phase zu beobachten sind (s. Abb. 3):

Vulnerabilität

a) Störungen von Aufmerksamkeit und Informationsverarbeitung (Reduzierte Verarbeitungskapazität). Es wird angenommen, daß Schizophrene nur über eine verringerte Informationsverarbeitungskapazität verfügen und bei komplexen Anforderungen leicht ablenkbar sind. Während relativ einfache Aufgaben noch gut bewältigt werden, ist die Fehlerquote um so größer, je komplexer die Aufgaben werden, d. h. je mehr Verarbeitungskapazität erforderlich ist.

Eingeschränkte Informationsverarbeitung

b) Dysfunktionen des autonomen Nervensystems (Autonome Hyperaktivität bei aversiver Stimulation). Die Orientierungsreaktion auf einen neuen, neutralen Reiz kann als grundlegende Voraussetzung der Informationsverarbeitung gelten. Sie äußert sich in motorischen Reaktionen, zentralnervöser Aktivität und Änderungen im vegetativen (autonomen) Bereich. Eine Komponente der autonomen Orientierungsreaktion ist die elektrodermale Aktivität (EDA). Ca. 45 % der Schizophrenen sind Nonresponder, d. h. es waren keine Veränderungen der Hautleitfähigkeit auf einen Orientierungsreiz zu beobachten, bei Gesunden betrug die Rate

Autonome Hypererregung

Non-Responder

Hyper-Responder

9 %. Bei den schizophrenen Respondern wurde weiterhin häufig eine erhöhte Rate von Hyperrespondern (Nicht-Habituierer), teilweise auch eine erhöhte tonische Aktivität berichtet. Insgesamt können diese autonomen Dysfunktionen als Ausdruck eines mißlungenen biopsychischen Regulationsversuches der primären Hyperreaktivität auf unangenehme akustische Reize bei schizophrenen Patienten interpretiert werden. Nonresponder sollen eher durch Negativ-Symptomatik, Hyperresponder eher durch Positiv-Symptomatik gekennzeichnet sein.

Schizotypische Persönlichkeit

c) Nach dem VS-Modell interagieren die beiden Vulnerabilitätsfaktoren miteinander und bedingen im Entwicklungsverlauf von Risikopersonen die Ausbildung einer schizotypischen Persönlichkeit, gekennzeichnet durch interpersonelle Kontaktstörungen und insgesamt eine eingeschränkte soziale Kompetenz.

Dopamin-dysfunktion

d) Möglicherweise kommt es bei Personen, die mit dem Risiko belastet sind, an einer Schizophrenie zu erkranken, leichter zu dopaminergen Dysfunktionen, dies in Abhängigkeit von der Ausprägung der genannten anderen Vulnerabilitätsfaktoren.

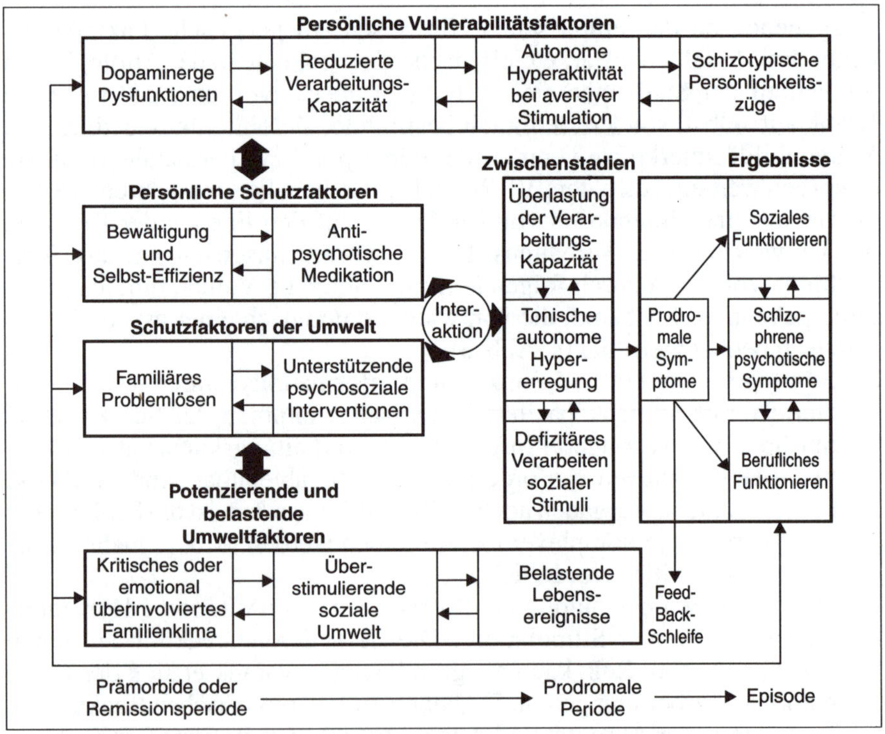

Abbildung 3:
Konzeptueller Rahmen zum Verständnis von Verlauf und Ausgang der Schizophrenie mit den Faktoren bezüglich Vulnerabilität, Streß, Bewältigung und Kompetenz: Das Vulnerabilitäts-Streß-Bewältigungs-Kompetenz-Modell (VSBK; aus Libermann et al., 1986; mit freundlicher Genehmigung des Huber-Verlages, Bern)

Damit die genetisch kodierte oder erworbene Diathese sich tatsächlich auch im Phänotyp niederschlägt, muß sie durch externe „Trigger", d. h. spezifische Umweltfaktoren aktiviert werden. Eine schizophrene Episode wird demnach ausgelöst, wenn die genannten Vulnerabilitätsfaktoren mit ungünstigen Umweltbedingungen in Interaktion treten. Zu nennen sind hier (a) ein emotional belastendes Familienklima, z. B. eine hohe „Expressed Emotion"-Ausprägung, (b) eine überstimulierende soziale Umgebung und belastende Lebensereignisse.

Streß

Für diese Modellannahme sprechen die Ergebnisse der „Finnischen Adoptiv-Familien-Studie" bezüglich der Ätiologie schizophrener Störungen (Tienari et al., 1987). Ausgangspunkt der Untersuchung war eine Totalerhebung aller finnischen Frauen, die seit 1960 mit der Diagnose „Schizophrenie" stationär behandelt wurden. Unter den 19447 Patientinnen hatten über 200 ihre Kinder zur Adoption frei gegeben (Experimentalgruppe). Aus dem Adoptionsregister wurde eine parallelisierte Kontrollgruppe von Adoptionsfamilien erstellt, die mit der Experimentalgruppe in den wesentlichen sozioökonomischen Variablen übereinstimmte. Es zeigte sich eine höhere Rate von schweren psychischen Störungen (Persönlichkeitsstörungen, Psychosen) bei den adoptierten Kindern schizophrener Mütter (31 %) im Vergleich zu den Kindern von Müttern ohne psychische Vorbelastung zum Zeitpunkt der Geburt (16 %). In der Experimentalgruppe war bei 7 % der Kinder eine schizophrene Störung aufgetreten, in der Kontrollgruppe nur bei einem Kind (1 %). Diese Befunde entsprechen den Ergebnissen von anderen Adoptionsstudien.

Finnische Adoptionsstudie

Darüber hinaus zeigte sich ein deutlicher Zusammenhang zwischen der familiären Gestörtheit, die aufgrund einer ausführlichen Untersuchung im Haushalt der Familie eingeschätzt wurde und dem Auftreten psychischer Störungen bei den Kindern: Von den Kindern schizophrener Mütter, die in einer gestörten Familie aufwuchsen, entwickelten 63 % eine schwere psychische Störung im Vergleich zu 37 % der Kindern psychisch gesunder Mütter, die in einer gestörten Adoptionsfamilie aufwuchsen.

Diese Ergebnisse stützen in bedeutsamen Maße die Vulnerabilitäts-Streß-Hypothese: Vulnerable Kinder sind sensitiver für ungünstige Umweltbedingungen und entwickeln demnach häufiger psychische Störungen, insbesondere auch schizophrene Psychosen.

Nach dem VS-Modell beginnt der zur akuten Krankheitsphase hinführende Prozeß damit, daß einer der genannten Umweltfaktoren Streß erzeugt, der aufgrund unzureichender Bewältigungsstrategien zu autonomer Hypererregung führt. In der Folge werden die kognitiven Defizite verstärkt, was im Sinne einer positiven Feedbackschleife wiederum den sozialen Streß erhöht. Nach dem Überschreiten einer hypothetischen Schwelle tritt der Prozeß in ein Prodromalstadium ein, in welchem symptomatisch vor allem Streßanzeichen dominieren. Ohne Intervention oder eigene Bewältigungsversuche schaukeln sich die Defizite durch additive und interaktive Effekte weiter auf, und so kommt es schließlich zum Ausbruch der eigentlichen schizophrenen Symptome, zu einer weiteren Beeinträchtigung der sozialen Anpassung und auch der beruflichen Leistungsfähigkeit.

Verlauf und Ergebnis des schizophrenen Krankheitsprozesses hängen aber nicht nur vom Zusammenspiel der genannten Belastungsfaktoren ab, sondern werden auch durch Bewältigungskompetenzen und neuroleptische Medikation bzw. Problemlösekompetenzen in der Familie und unterstützende psychosoziale Interventionen als schützende und hilfreiche Faktoren auf seiten des Patienten und der sozialen Umgebung beeinflußt. So wird eine psychotische Exazerbation beispielsweise ausbleiben, wenn der Patient auftretende Lebensereignisse wie etwa einen Verlust des Arbeitsplatzes gut bewältigen kann, oder wenn er gegen ein emotional belastendes Familienklima oder eine überstimulierende Umwelt durch Medikation und psychologische Betreuung in ausreichendem Maße abgeschirmt ist.

Sind sich chronisch schizophrene Patienten ihrer Vulnerabilität bewußt?

Thurm und Häfner (1987) gingen dieser Frage nach. Insbesondere interpersonelle Konflikte in Familie und Partnerschaft wurden von den Patienten subjektiv als ungünstig erlebt, da sie häufig zu symptomatischer Verschlechterung führten. Die wichtigsten Rückfall-Bewältigungsstrategien der Patienten waren:

– Vermeiden emotionaler Konflikte und Belastungen,
– Sozialkontakte eingehen, in denen die emotionale Beteiligung gering ist.

Nur 8 % der Patienten meinten, daß sie nichts machen könnten, um einen Rückfall zu vermeiden. Insgesamt stützen diese Befunde die Grundannahme des VS-Modells, daß vor allem interpersonelle Faktoren als Streßvariablen bedeutsam sind.

2.4 Expressed Emotion Forschung (EE)

Nach den Untersuchungen von Vaughn und Leff (1976) haben bestimmte Einstellungen der nächsten Angehörigen des Patienten entscheidenden Einfluß darauf, ob ein schizophrener Patient 9 Monate nach Entlassung aus stationärer Behandlung rückfällig wird oder nicht. Das „Expressed Emotion" (EE)-Konzept stellt einen der zentralen Forschungszweige innerhalb des Vulnerabilitäts-Streß-Modells dar und bildet die theoretische Grundlage für die später dargestellten Therapieprogramme, insbesondere der Familienbetreuungsansätze.

Camberwell Family Interview

Auf die zufällige Beobachtung hin, daß die Rückfallquote entlassener Schizophreniepatienten von der sozialen Gruppe, in die sie zurückkehrten, massiv beeinflußt wurde, untersuchten Brown und Mitarbeiter gezielt das emotionale Klima in der Familie. Sie entwickelten dazu das sogenannte „Camberwell Family Interview" (CFI; Brown et al., 1972; Camberwell nach dem Stadtteil in London, in dem die Studien durchgeführt wurden). Das CFI ist ein halbstandardisiertes Interview über Beginn und Entwicklung der gegenwärtigen psychotischen Episode und ihre Auswirkungen auf die häusliche Atmosphäre. Es wird mit den wichtigsten Bezugspersonen des Patienten möglichst innerhalb von 2–3 Wochen nach dessen Klinikaufnahme geführt. Als wichtigste Bezugspersonen gelten solche, mit denen der Patient engen Kontakt hat, meist werden Mutter, Vater oder Ehepartner, seltener Großeltern oder Geschwister befragt. Das Interview wird zur späteren Auswertung auf Tonband aufgenommen und dauert ca. 1–2 Stunden.

EE-Bestimmung

Zur Bestimmung der EE-Ausprägung des Angehörigen schätzten ausgebildete Rater auf der Basis von Ton- oder Videoaufnahmen die Aussagen des Angehörigen bezüglich ihrer Einstellungen und Gefühle gegenüber dem Patienten auf drei Skalen ein.

Kritik

a) Kritik (KR): Ausdruck von Mißbilligung, Ärger, Abneigung oder Groll gegenüber dem Patienten. Es wird die Anzahl kritischer Äußerungen gezählt, wobei verbale und nonverbale Aspekte (Betonung, Änderung der Sprechgeschwindigkeit, Anheben der Stimme) berücksichtigt werden, zum Beispiel: „Im ganzen Haus läßt sie das Licht brennen; das geht doch nicht!" (ärgerlicher, aufgebrachter Tonfall, schnellere Sprechgeschwindigkeit). „Es ist immer schlimmer geworden; nichts räumt er auf ... er tut überhaupt nichts!" (abfälliger, wütender Tonfall, Anheben der Stimme).
Die Einschätzung auf den anderen Ratingskalen erfolgt nachdem das ganze Interview angehört wurde.

Feindseligkeit

b) Feindseligkeit (4-Punkt-Ratingskala: 0–3): Hier erfolgt eine Beurteilung, ob der Patient wegen überdauernder persönlicher Eigenschaften mißbilligt wird und nicht wegen umschriebener Verhaltensweisen oder Merkmale. Anhaltspunkte bilden generalisierende und persönlich abwertende Äußerungen, z. B.: „Der ist einfach stinkfaul!" „So was Dusseliges und Nichtsnutziges habe ich noch nicht erlebt!"

Emotionales Überengagement EOI

Emotionales Überengagement („Emotional Overinvolvement", EOI-Ratingskala: 0–5): Hier werden eine Reihe von verschiedenen Verhaltensweisen und Emotionen (z. B. Weinen während des Interviews) bewertet, z. B.:
– Äußerungen, die eine große bis extreme Sorge oder Fürsorglichkeit (Protektivität) widerspiegeln, z. B. ständiges Grübeln, Besorgnis, Ab-

hängigkeit des eigenen Zustandes vom Patienten. „Ich denke ständig daran, was aus ihm werden soll.“

– Aufopferung, z. B. Aufgabe von Kontakten und Beschäftigungen wegen des Patienten; große persönliche Einschränkungen; den Patienten überall hin mitnehmen; nicht schlafen können, wenn der Patient nicht da ist. „Ich tue alles für ihn, wenn es ihm nur gut geht.“

Die Bestimmung des EE-Status des Angehörigen bei schizophrenen Patienten erfolgt nach folgenden Kriterien:

Hoch-EE

Hoch-EE (HEE): 6 oder mehr kritische Äußerungen, oder ein Rating von 1 oder höher auf der Skala „Feindseligkeit“ oder ein Rating von 3 oder höher auf der EOI-Skala. Kombinationen können vorkommen, d. h. eine Person kann sowohl HEE aufgrund der häufigen kritischen Äußerungen sein als auch HEE in bezug auf EOI. Ca. 85 % der HEE-Angehörigen schizophrener Patienten erzielen diesen Status aufgrund der Variable Kritik, 15 % allein aufgrund der EOI-Skala (Hahlweg et al., 1995). Alle anderen Angehörigen werden als Niedrig-EE (NEE) eingeschätzt. Ist in der Familie ein Angehöriger hoch-EE, so wird die Gesamtfamilie als HEE eingeschätzt.

Niedrig-EE
Familien-EE

2.4.1 Expressed-Emotion und der Verlauf schizophrener Störungen

Seit den 70er Jahren wurden über 26 EE-Studien in England, USA, Indien, Polen, Jugoslawien, Frankreich, Spanien und der BRD durchgeführt (Kavanagh, 1992). Insgesamt ergab sich eine beeindruckende Bestätigung des Zusammenhanges zwischen EE und Krankheitsverlauf: In 20 von 23 Studien lag die Rückfallrate im Katamnesezeitraum bei den HEE-Patienten signifikant über der der NEE-Patienten. Im Durchschnitt ergab sich ein Verhältnis von 48 % zu 21 % neun Monate nach Entlassung. Insgesamt kann der Zusammenhang zwischen emotionalem Familienklima und Krankheitsverlauf bei schizophrenen Psychosen als empirisch gesichert angenommen werden.

Rückfallrate
HEE = 48 %
NEE = 21 %

→ Pat. soll selbstständiger werden, um FK. zu entkommen → bessere Prognose

Als ein interagierender Faktor wurde das Auftreten unabhängiger belastender Lebensereignisse gefunden: Bei rückfälligen Patienten aus NEE-Familien waren solche Ereignisse innerhalb von drei Wochen vor der Episode gehäuft aufgetreten, bei Patienten mit HEE-Angehörigen dagegen nicht.

Tabelle 2.2:
EE und Krankheitsverlauf sind nicht spezifisch für schizophrene Erkrankungen

	Expressed Emotion und Rückfall	
Diagnose	**HEE**	**NEE**
Schizophrenie	48 %	21 %
Depression	64 %	11 %
Bipolar-manische Störungen	90 %	54 %

2.4.2 EE und Familieninteraktion

Eine wichtige Frage innerhalb der EE-Konzepts betrifft die Mechanismen, die bei der Auslösung einer schizophrenen Episode durch das emotionale Familienklima beteiligt sind: Auf welche Weise beeinflussen die gegenüber einem Dritten geäußerten Einstellungen über den Patienten den Verlauf der Schizophrenie? Bei der Beantwortung dieser Frage nach der Konstruktvalidität des EE-Maßes bei schizophrenen Patienten wurden bisher vor allem zwei Wege beschritten. Zum einen untersuchte man die psychophysiologische Aktivierung der Patienten, wenn sie mit HEE- bzw. NEE-Angehörigen im direkten Kontakt standen, zum anderen analysierte man das interaktive Verhalten der Angehörigen gegenüber dem Patienten.

2.4.2.1 EE und Psychophysiologische Aktivierung

Hinter der ersten Strategie stand die Vermutung, direkter Kontakt mit einem Angehörigen führe dann beim Patienten zu erhöhter autonomer Erregung, wenn der Angehörige sehr kritisch eingestellt sei und/oder sich emotional übermäßig engagiere. Bislang konnten eine Reihe von Studien diese Annahme für schizophrene Patienten bestätigen. Trotz widersprüchlicher Detailbefunde, die zum Großteil auf unterschiedliche Untersuchungsdesigns und -methoden zurückgehen, zeigte sich übereinstimmend, daß die elektrodermale Aktivität als Maß für die autonome Erregung bei Patienten signifikant höher lag, wenn sie mit HEE-Angehörigen, als wenn sie mit NEE-Angehörigen in direkter Interaktion standen.

2.4.2.2 EE und familiäre Kommunikationsmuster

Der zweiten Strategie zur Konstruktvalidierung lag die Annahme zugrunde, die mit dem EE-Index erfaßten Einstellungen der Angehörigen müßten sich auch in ihrem Verhalten gegenüber dem Patienten niederschlagen, da sie nur so auf ihn einen Effekt ausüben könnten. Gemessen werden mit dem CFI im wesentlichen die Einstellungen des Familienangehörigen zum Patienten; da das CFI nur mit den Bezugspersonen durchgeführt wird ist fraglich, ob sich bei Angehörigen mit einem hohen Ausmaß an EE auch in der tatsächlichen, täglichen Interaktion mit dem Patienten ähnlich negative Verhaltensweisen zeigen.

Interaktion in HEE- und NEE-Familien

In einer Reihe von Untersuchungen ließ sich die Annahme auf eindrucksvolle Weise bestätigen (Hahlweg, Dürr & Müller, 1995). In diesen Studien wurden Familien mit einem schizophrenen Patienten gebeten, familiäre Konflikte zu besprechen. Diese Diskussionen wurden auf Video aufgezeichnet und später mit Hilfe geeigneter Beobachtungssysteme ausgewertet. Es zeigte sich, daß eine kritische Einstellung des Angehörigen sich auch in seinem Verhalten dem Patienten gegenüber widerspiegelt: Sie sind nonverbal negativer und kritisieren den Patienten häufig; emotionales Überengagement korreliert dagegen mit der Häufigkeit des ,,Gedankenlesens" (der Angehörige gibt während der Diskussion vor, genau über Gefühle und Gedanken des Patienten Bescheid zu wissen). NEE und HEE aufgrund emotional überinvolvierter Angehöriger zeichneten sich demgegenüber durch positives nonverbales Verhalten, Akzeptanz des Gesprächspartners und konstruktive, positive Lösungsvorschläge aus, zeigten also einen insgesamt positiv-unterstützenden Stil.

Darüber hinaus ließen sich auch EE-spezifische Verhaltensweisen der Patienten aufzeigen. In direkter Interaktion mit HEE-kritischen Angehörigen erwiesen sie sich als nonverbal negativer, sie äußerten mehr Rechtfertigungen und lehnten die Verantwortung für das zur Diskussion stehende Problem öfter ab, als wenn sie mit NEE oder emotional überengagierten Angehörigen sprachen.

Bei HEE-Kritik-Familien fanden sich weiterhin lang-andauernde verbale und vor allem nonverbale negative Eskalationen. Als Eskalationen gelten Interaktionssequenzen, bei denen sich dieselbe Kommunikationsform mit hoher bedingter Wahrscheinlichkeit wiederholt, ohne von anderen Kommunikationsformen unterbrochen zu werden.

Angehörige und Patient tragen gleichermaßen zur Aufrechterhaltung des negativen Gesprächsstils bei

Es spielte keine Rolle, ob Patient oder Angehöriger die negative Eskalation in Gang setzte: In beiden Fällen kam es zu den unerwünschten Interaktionen.

Interaktion und Symptomatik

Wichtig erscheint auch der Befund, daß die Schwere der Symptomatik bei stationärer Aufnahme das Interaktionsverhalten der Angehörigen bei Entlassung beeinflußt. Daß sie sich bei Patienten mit relativ geringer Symptomatik in den Konfliktgesprächen negativer verhielten als bei Patienten mit ausgeprägter Symptomatik, könnte mit Attributionsprozessen zusammenhängen: Kritik am Patienten wird vor allem dann geäußert, wenn internale Gründe für das (vermeintliche) Fehlverhalten angenommen werden, z. B.

böser Wille, Faulheit oder Desinteresse; dies wird eher bei Patienten geschehen, deren Symptomatik nicht so ausgeprägt ist. Wird das Fehlverhalten dagegen auf externale Gründe zurückgeführt, z. B. auf die Krankheit bei Patienten mit starker Symptomatik, so wird eher Nachsicht geübt, d. h. die Interaktion verläuft weniger negativ.

Attribution

In Verbindung mit den Ergebnissen der psychophysiologischen Studien, wonach HEE-Interaktion mehr Streß hervorruft als NEE-Interaktion, konnten somit eindrucksvolle Hinweise auf die Validität des EE-Konstruktes gesammelt werden.

2.4.2.3 EE und Schuldzuweisung

Abschließlich sei noch davor gewarnt, in vereinfachender Weise das „hilfreiche NEE-Klima" der „schädlichen HEE-Atmosphäre" gegenüberzustellen. Unter den NEE-Angehörigen sind auch solche, die weniger aufgrund von Zurückhaltung und Toleranz als vielmehr aufgrund resignativer, apathischer Teilnahmslosigkeit so klassifiziert werden. In solch „resignierten" Familien kommt es ebenfalls zu Rückfällen. Eine protektive Familienatmosphäre setzt also tatsächlich mehr voraus als die bloße Abwesenheit von Kritik und Überengagement.

Mit der Klassifizierung eines Angehörigen als „HEE" und der Diskussion dieses Konstrukts als Rückfallprädiktor gehen implizit – von den Autoren sicher unbeabsichtigt – negative Beurteilungen der Angehörigen und für die Bewältigung der Krankheit sehr ungünstige Schuldzuweisungen einher. Betont werden muß in diesem Zusammenhang, daß der Patient (z. T. aufgrund seiner Erkrankung, insbesondere der Negativ-Symptomatik) ebenso zur Ausgestaltung des Familienklimas und zur mangelhaften Problemlösung beiträgt wie die Angehörigen. Eine einseitige Schuldzuweisung an die HEE-Angehörigen, für den Rückfall verantwortlich zu sein, verbietet sich nach diesen Befunden. Um der Tragweite der Erkrankung und der Schwierigkeit von Bewältigungsversuchen aller Betroffenen, besonders der Familie, gerecht zu werden, ist eine sehr viel differenziertere Sichtweise erforderlich. Die genauere Analyse von Interaktionsprozessen zwischen Patienten und Angehörigen, die nicht durch einseitigen Einfluß der Angehörigen, sondern in Wechselwirkung miteinander entstehen, macht eine objektivere Sicht möglich: Welche Rolle die Angehörigen schizophrener Patienten im weiteren Verlauf der Erkrankung tatsächlich einnehmen, läßt sich nur im komplexen Zusammenhang mit familiären Bedingungen verstehen, zu denen die Person des Patienten ebenso gehört wie zum Beispiel wirtschaftliche oder soziale Bedingungen, die entweder belastend oder entlastend für die Familie sein können.

Achtung: Keine Schuldzuweisung

EE und klinische Praxis

Die Bestimmung des EE-Status ist ist sehr zeitaufwendig und kann zuverlässig nur nach intensivem Beobachter-Training eingeschätzt werden. In der klinische Praxis läßt sich daher die EE-Bestimmung kaum verwirklichen. Sie ist auch deshalb nicht notwendig, da sich aus der Kenntnis des EE-Status keine Indikationsentscheidung zur Therapie, insbesondere zum Einbezug von Familienangehörigen, ableiten läßt: Jeder Patient sollte Maßnahmen zur Rückfallprophylaxe erhalten.

3 Diagnostik und Indikation zur Behandlung

3.1 Hilfen bei der Diagnoseerstellung

3.1.1 Strukturierte Interviews

Zur reliableren Bestimmung der Diagnose stehen eine Reihe von strukturierten Interviews zur Verfügung, z. B. für ICD-10 und DSM-V das „Composite International Diagnostic Interview" (CIDI; Wittchen, Pfister & Garczynski, 1998) oder das „Strukturierte Klinische Interview für DSM-IV" (SKID; Wittchen et al., 1997) oder das halbstrukturierte Interview zum AMDP-System (Fähndrich & Stieglitz, 1989).

CIDI

SKID

3.1.2 Checklisten

Zur Erleichterung der Diagnoseerstellung können die „Internationalen Diagnose Checklisten" (ICDL, Hiller, Zaudig & Mombour, 1995) verwendet werden, die es für die Diagnosen „Schizophrenie", „Schizophrenie simplex", „Akute Vorübergehende Psychotische Störungen", „Schizoaffektive Störungen", „Wahnhafte Störungen" und „Schizotype Störungen" gibt. In ihnen sind die jeweiligen diagnostischen Kriterien für jede Störung aufgeführt.

ICDL

3.2 Fremdbeurteilungsskalen

Zur differenzierten Bestimmung und Quantifizierung der Psychopathologie gibt es einige bewährte Verfahren:

a) „Inpatient Multidimensional Psychiatric Scale" (IMPS; Hiller, v. Zerssen, Mombour & Wittchen, 1986). Bei der IMPS handelt es sich um ein multidimensionales Fremdbeurteilungsverfahren zur *Erfassung des psychopathologischen Befundes* mit 90 operational definierten Symptomen. Die IMPS wird nach einem klinischen Interview (freie Exploration) ausgefüllt und ermöglicht die Erfassung von 12 Skalen, die zu vier Syndromgruppen zusammengefaßt werden können: paranoid-halluzinatorische, andere psychotische, depressive und manische Symptomatik. **IMPS**

Der Zeitaufwand für die Beurteilung beträgt 10–15 Minuten; die IMPS eignet sich auch zur Veränderungsmessung.

BPRS

b) Brief Psychiatric Rating Scale (BPRS; CIPS, 1996; für ein ausführliches Ratermanual s. Hahlweg et al., 1995). Die BPRS wird vor allem zur Verlaufsbeurteilung bei schizophrenen Patienten eingesetzt und beinhaltet die Einschätzung von 18 Symptomen, z. B. Angst, Depression, Feindseligkeit, Mißtrauen/Argwohn, Ungewöhnliche Denkinhalte, Größenerleben, Halluzinationen, Zerfall der Denkprozesse oder Affektive Verflachung. Der Gesamt-Rohwert kann als Ausmaß der psychischen Gestörtheit interpretiert wer den. Das Rating erfolgt nach einem Interview und erfordert ca. 2–3 Minuten. Eine Kurzanleitung und ein BPRS-Antwortbogen sind im Anhang zu finden.

Verlaufsbeurteilung

GAS

c) Global Assessment Scale (GAS; s. Hahlweg et al., 1995). Die GAS dient zur zusammenfassenden Beurteilung von psychopathologischen Störungen und Störungen der sozialen Adaptation im Sinne eines globalen Indikators für die Beeinträchtigungen des ,,Funktionsniveaus". Die Fremdbeurteilung erfolgt auf einer Skala von 0 bis 100.

3.3 Selbstbeurteilungsskalen

Die folgenden Skalen können bei dem Patienten und – im Falle des Einbezugs – auch bei den Angehörigen eingesetzt werden. Es empfiehlt sich auf jeden Fall die Verwendung der SCL-90 als multidimensionales Instrument.

SCL-90-R

a) Symptom Check-List 90 (SCL-90; Franke, 1995; CIPS, 1996). Diese Selbstbeurteilungsskala mit 90 Items dient zur Erfassung von neun Symptombereichen: 1) Somatisierung, 2) Zwanghaftigkeit, 3) Unsicherheit im Sozialkontakt, 4) Depressivität, 5) Ängstlichkeit, 6) Aggressivität/Feindseligkeit, 7) Phobische Angst, 8) Paranoides Denken, 9) Psychotizismus, darüber hinaus können Gesamtkennwerte berechnet werden. Die interne Konsistenz der Skalen liegt zwischen 0.80 (Paranoides Denken) und 0.90 (Depression).

Bf-S
BDI

b) Zur speziellen Erfassung depressiver Symptomatik bieten sich die bewährten Fragebogen an, etwa die Befindlichkeits-Skala (Bf-S; v. Zerssen, 1976) oder das Beck Depressions-Inventar (BDI; Hautzinger et al., 1995).

3.4 Verlaufsbeurteilung des Status des Patienten

Zur groben Orientierung über den Symptom-Status des Patienten hinsichtlich der Merkmale

- Stärke der Frühwarnsymptome (0 = nicht vorhanden, 1 = schwach, 2 = mittel, 3 = stark),
- schizophrene Symptomatik (0 = nicht vorhanden, 1 = schwach, 2 = mittel, 3 = stark),
- Manie/Depression (0 = nicht vorhanden, 1 = schwach, 2 = mittel, 3 = stark) und
- Zufriedenheit des Therapeuten mit der Sitzung (0 = gar nicht zufrieden, ... 10 = sehr zufrieden)

sollte der Therapeut nach jeder Sitzung entsprechende Beurteilungen abgeben. Diese Globalbeurteilungen erlauben einen schnellen Überblick bezüglich des Fortganges der Therapie, wobei einschränkend betont werden muß, daß die Reliabilität solcher Einschätzungen ungeklärt, aber wahrscheinlich niedrig ist. Der Vorteil liegt in der ökonomischen Erfassung der Verlaufsdaten (Verlaufsbeurteilungsbogen siehe Hahlweg et al., 1995).

3.5 Einzelgespräche

Vor Beginn weitergehender Maßnahmen sollten mit dem Patienten – und bei Einbezug von Angehörigen – mit wesentlichen Familienmitglieder ausführliche Einzelgespräche geführt werden. Hier werden – aus der subjektiven Sicht jedes einzelnen – die Krankheitsentwicklung angesprochen und die Themen und Bereiche geschildert, in denen Probleme auftreten. Insbesondere für die Arbeit mit Angehörigen erweist sich ein ausführliches Einzelinterview als sehr wertvoll. Hier haben Angehörige – meist zum ersten Mal im Kontakt mit professionellen Betreuern – zum einen die Möglichkeit, ausführlich über ihre Erlebnisse zu sprechen, zum anderen erhält der Therapeut wichtige Informationen über die Vorgeschichte der Erkrankung und die Einstellungen des Angehörigen zum Patienten und zu dessen Erkrankung.

3.5.1 Erstinterview zur Krankheitsentwicklung

Im folgenden sind die wichtigsten Bereiche des semistrukturierten Erstinterviews aufgeführt. Das Interview ist semistrukturiert, d. h., die Abfolge der Fragen richtet sich nach dem Verlauf des Interviews. Insgesamt muß das Vorgehen dem konkreten Einzelfall angepaßt werden. In den meisten Fällen werden die einzelnen Bereiche nicht in einer 50-minütigen Sitzung zu erfragen sein. Es bietet sich dann an, nur bis zum Abschnitt D (Krankenhauseinweisung) zu explorieren und zu Beginn des 2. Einzelgespräches, in dem die familiären Probleme im Mittelpunkt stehen, die Abschnitte E und F zu behandeln. Günstig ist, wenn auf die Arztberichte zurückgegriffen werden kann. Holen Sie eine Schweigepflicht-Entbindungs-Erklärung des Patienten ein, bevor Sie Arztbriefe anfordern.

Erstgespräch zur Krankheitsentwicklung
(siehe Karte im Anhang)

Beginnen Sie mit dem Erfragen von Hintergrundinformationen zur Familie: Wer lebt im Haushalt? (Name, Alter, Geschlecht, Verwandtschaftsbeziehung, Beruf) – Leben Sie in einer Wohnung oder Haus? (Stadtteil, Wohnqualität, Verkehrsanbindungen)

A) *Erhebung der psychiatrischen Vorgeschichte*
Erfragen Sie eine kurze chronologische Darstellung der psychiatrischen Vorgeschichte einschließlich der ungefähren Zeit und Dauer jeder Krankheitsepisode und Behandlung, außerdem alle Zeiten, in denen der Patient unauffällig war.

B) *Jetzige Krankheitsepisode*
Fragen Sie nach der vorherrschenden Symptomatik, nach Häufigkeit und Schwere. Soziale Beeinträchtigung, Arbeitsfähigkeit.

C) *Spezifische Symptome/Verhaltensauffälligkeiten der jetzigen Krankheitsepisode*
Schlaf, Appetit, Körperklagen, verminderte Aktivität, Verlangsamung, Hyperaktivität, Gewaltätigkeit, sozialer Rückzug, Befürchtungen, quälende Gedanken, Depression, zwanghafte Gedanken/Handlungen, Körperpflege, Wahnideen/Halluzinationen, Trinken/Spielen, Geld (Art des Lebensunterhalts), bizarre Verhaltensweisen, Medikamenteneinnahme.

D) *Krankenhausaufnahme bei jetziger Episode*
Betreuender Nervenarzt vor Aufnahme, Einweisungsform (freiwillig?), Behandlung, Dauer, Behandlungserfolg, Einstellung zur medikamentösen Behandlung, Auftreten unerwünschter Arzneimittelwirkung, Gegenmaßnahmen. Jetzige Medikation und nervenärztliche Betreuung.

E) *Zeitplan der Familie*
Suchen Sie nach Informationen darüber, wie der Tagesablauf des Patienten ist und in wieweit der Patient bei seinen täglichen Routinebeschäftigungen in Kontakt mit den anderen Familienmitgliedern tritt. An einem gewöhnlichen Wochentag: wie, wann und mit wem finden folgende Ereignisse statt: Aufstehen, Frühstücken, zur Arbeit gehen/den Morgen verbringen, Mittagessen, den Nachmittag verbringen, Rückkehr von der Arbeit, Nachmittagskaffee, Abendbrot, Abendgestaltung, ins Bett gehen. Wie ist es am Wochenende?

F) Konflikte und Streit in der Familie oder im sozialen Umfeld

G) Persönliche Zielbestimmung

Der Interviewte soll spezifische Ziele formulieren, die im Rahmen einer psychotherapeutischen Betreuung erreichbar erscheinen.
„Welche Ziele sind kurzfristig, welche eher langfristig zu erreichen?"
„Wenn die Probleme gelöst wären, was würden Sie dann in drei Monaten machen?"
„Wer kann Ihnen helfen, um die Ziele zu erreichen?"
„Haben Sie schon Schritte in Richtung auf eine Zielerreichung unternommen?"
„Was könnte verhindern, daß Sie das (die) Ziel(-e) erreichen?"

3.6 Fallbeispiel

1. Symptomatik

Der 22jährige Patient Herr A. fühlte sich am Beginn einer einwöchigen psychotischen Dekompensation zunächst nur leicht verändert, litt unter gedrückter Stimmung, Suizidideen und Schlafstörungen. Allmählich entwickelte er die unkorrigierbare Vorstellung, Mitstudenten und Familienangehörige durch eine Flatulenz zu beeinträchtigen und fühlte eine „Wand" zwischen sich und anderen Menschen. Als er sich zuletzt völlig sozial zurückzog und in ein stupurös-mutistisches Zustandsbild verfiel, wurde er vom behandelnden niedergelassenen Psychiater zur stationären Behandlung eingewiesen.

2. Lebensgeschichtliche Entwicklung und Krankheitsanamnese

Herr A. wurde als älterer von zwei Söhnen geboren und wuchs in einer süddeutschen Kleinstadt auf. Schwangerschaft, Geburt und frühkindliche Entwicklung verliefen nach Angaben der Eltern ohne Auffälligkeiten. Herr A. besuchte zwei Jahre lang den Kindergarten, vier Jahre die Grundschule, ein Jahr die Hauptschule und anschließend bis zur 12. Klasse das Gymnasium. Nach seiner Ersterkrankung wechselte er auf die Fachoberschule und legte das Fachabitur ab.

Erste Auffälligkeiten traten auf, als der 17jährige Patient sich einsamer fühlte, vom Kontakt zu Freunden immer mehr zurückzog und unter gedrückter Stimmung, Appetitstörungen, Verstopfung und Mundtrockenheit litt. Seine Aufgaben gingen ihm nur zäh von der Hand, so daß seine schulischen Leistungen deutlich nachließen. Zuletzt traten Schlafstörungen und Suizidgedanken auf, so daß Herr A. schließlich mit Verdacht auf ein „endogen-depressives Syndrom" sechs Wochen stationär behandelt wurde. Seine depressive Symptomatik besserte sich damals unter Saroten® deutlich; nach zwei Wochen verfiel er jedoch plötzlich in einen schweren stuporösen Zustand und berichtete anschließend über Gedankeneingebung und -ausbreitung, ferner über diffus wahnhafte Gestimmtheit. Unter neuroleptischer Behandlung trat eine rasche Besserung ein, so daß Herr A. gut stabilisiert entlassen werden konnte. Er wurde anschließend ein halbes Jahr lang weiter medikamentös behandelt, konnte die Fachoberschule abschließen und mit dem Studium beginnen. In diese Zeit fielen auch zwei kurze Beziehungen zu Mädchen.

Zum Zeitpunkt seiner zweiten stationären Behandlung wohnten Herr A. und sein jüngerer Bruder bei den Eltern in einem Einfamilienhaus. Der Vater arbeitete als Kfz-Mechanikermeister, die Mutter halbtags als Verkäuferin. Herr A. studierte Ingenieurwissenschaften in Landshut, fühlte sich jedoch den Anforderungen des Studiums nicht mehr gewachsen.

3. Psychischer Befund bei Therapiebeginn

Zum Zeitpunkt der Klinikaufnahme war ein geordnetes Gespräch nicht zu führen. Herr A. schien zwar wach zu sein, konnte auch Fragen zu Person, Ort und Zeit auf mehrfaches Nachfragen korrekt beantworten, wirkte aber sonst im Gespräch eher abweisend und verschlossen. Auf gezieltes Nachfragen berichete er, von diffusen Ängsten, Stimmen, die sein Verhalten überwiegend negativ kommentierten und unangenehmen Geruchswahrnehmungen, Außerdem bezog er das Lachen zweier Mitpatienten vor der Tür des Untersuchungszimmers auf sich. Herr A. wirkte im Aufnahmegespräch innerlich angespannt, körperlich steif und bewegungsarm. Angedeutet fanden sich, als sein Arm vom Untersucher in Vorhaltestellung gebracht wurde, Zeichen einer „wächsernen Biegsamkeit“. Nach einigen Tagen war er psychopathologisch unauffällig und konnte ohne Probleme an allen Stationsangeboten teilnehmen.

Im Einzelgespräch zu Beginn der ambulanten Nachbetreuung verhielt sich der Patient freundlich, aber verschlossen und im Kontakt schwer zugänglich. Er gab knappe, präzise Antworten, erzählte von sich aus nichts und nahm wenig Blickkontakt auf.

In der Symptom-Check-Liste (SCL 90-R) lagen seine Werte in den Skalen Somatisierung, Zwanghaftigkeit, Depressivität und Psychotizismus um mehr als eine Standardabweichung über der Norm ambulanter psychiatrischer Patienten. Er schätzte die aus seiner Erkrankung für das Familienleben resultierende Belastung auf 40 % und seine soziale Integration relativ gut ein.

Die Eltern wurden nach dem Camberwell Family Interview (CFI) beide mit niedrig EE eingestuft. Die Mutter schätzte die aus der Erkrankung ihres Sohnes für das Familienleben resultierende Belastung mit 30 % deutlich geringer ein als ihr Mann mit 70 %, gab jedoch wie dieser relativ häufige körperlich-funktionelle Beschwerden an.

4. Bedingungsanalyse

Vor dem Hintergrund des Vulnerabilitäts-Streß-Modells schizophrener Erkrankungen erschienen als Vulnerabilitätsfaktoren vor allem Herrn A.s schizotypische Persönlichkeitszüge relevant. Er neigte deutlich zu sozialem Rückzug, vernachlässigte Kontakte zu Freunden und beschäftigte sich überwiegend mit seinem Computer. Aus der Tatsache, daß er den Vorlesungen trotz großer Anstrengung oft nicht mehr folgen konnte und sich im Prodromalstadium seiner schizophrenen Episoden angespannt und nervös fühlte bzw. unter Schlafstörungen litt, ließen sich Defizite in der Informationsverarbeitung sowie eine erhöhte autonome Erregbarkeit ableiten. Als Streßfaktor war vor allem die Überforderung im Studium zu sehen.

Die familiären Verhältnisse waren – abgesehen von alltäglichen Konflikten (Übernahme von Aufgaben im Haushalt u. ä.) – intakt und dürften überwiegend unterstützend gewirkt haben, zumal weder hohe elterliche Kritik noch emotionales Überengagement gegeben waren. Für die Eltern – und indirekt auch für Herrn A. – war jedoch belastend, daß sie nicht wußten, wie sie auf die krankheitsbedingten Probleme eingehen sollten und bisher nie über diese Unsicherheit gesprochen hatten. Konkret ging es ihnen darum, daß sie sich ihm gegenüber nicht gleichgültig verhalten, ihn aber auch nicht durch Fragen nach seinem Befinden in eine „Patientenrolle" bringen wollten, und daß sie nicht wußten, ob sie ihn in Ruhe lassen oder einbeziehen sollten, wenn er sich vom Kontakt zurückzog.

Im Hinblick auf Bewältigungsfaktoren war bedeutsam, daß Herr A. auf die neuroleptische Behandlung sehr gut ansprach, aber zuwenig informiert war, um sich im Falle eines drohenden Rezidivs rechtzeitig um medikamentöse Versorgung zu bemühen.

5. Diagnose

Vom behandelnden Arzt der Klinik wurde eine akute Exazerbation einer paranoid-halluzinatorischen Psychose (ICD-10: F20.0) diagnostiziert.

6. Therapieziele

Als wichtigste Ziele der ambulanten Familienbetreuung wurden festgelegt, den Patienten und seine Eltern auf die Erkennung und Bewältigung eventueller zukünftiger Prodromi vorzubereiten, die Voraussetzungen für offene und direkte Kommunikation zwischen Herrn A. und seinen Eltern zu schaffen und auf dieser Basis bestehende psychosoziale Belastungen zu reduzieren, die sich auf den weiteren Krankheitsverlauf ungünstig auswirken konnten. Vor allem sollten Kontakte des Patienten in und außerhalb der Familie intensiviert und die Frage geklärt werden, ob eine Fortführung des Studiums sinnvoll erschien.

Inwieweit Herr A. selbst zum Erreichen der genannten Ziele beitragen würde, war zu Beginn der Therapie unklar. Er hatte zwar der ambulanten Nachbetreuung zugestimmt, wirkte aber nicht sehr motiviert, äußerte im Gegenteil gelegentlich offene Zweifel am Sinn der Familienbetreuung. Die Eltern erlebten sich demgegenüber als schlecht informiert und unsicher und waren durch die in Aussicht gestellten konkreten Hilfestellungen erkennbar hochmotiviert.

4 Behandlung

Abgeleitet aus dem Vulnerabilitäts-Streß-Modell ergeben sich verschiedene therapeutische Ansatzpunkte (s. Abb. 4), wobei die Behandlung stets aus mehreren Komponenten bestehen sollte.

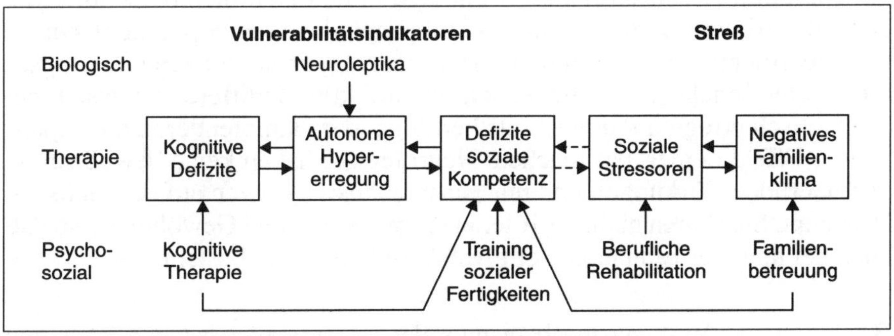

Abbildung 4:
Vulnerabilitäts-Streß-Modell und Therapiemethoden

Die autonome Hypererregung kann wohl vor allem durch Neuroleptika-Medikation behandelt werden, daher bildet sie auch die Basis für zusätzliche psychologische Therapieverfahren:

a) für die kognitiven Defizite in der Informationsverarbeitung: Kognitive Therapie (Integriertes Psychologisches Therapieprogramm, IPT; Roder, Brenner, Kienzle & Hodel, 1988),
b) für Defizite in der sozialen Kompetenz: Training sozialer Fertigkeiten (s. IPT; auch Liberman et al., 1987),
c) für den Bereich sozialer Stressoren: Maßnahmen zur gestuften beruflichen Rehabilitation,
d) zur Veränderung des negativen Familienklimas: Psychoedukative Rückfallprophylaxe als Familienmanagement (Hahlweg et al., 1995) oder Angehörigengruppen,
e) darüber hinaus sollten unspezifische Maßnahmen zum Tragen kommen, z. B. Gruppentrainings für Patienten in Frühwarnzeichenerkennung und Medikationsmanagement sowie Informationsvermittlung über Psychose und Medikation.

4.1 Medikamentöse Therapie: Neuroleptika

Entdeckung

Die 1952 durch die französischen Ärzte Delay und Deniker mitgeteilte Beobachtung, daß die trizyklische Substanz Chlorpromazin bei akut psychotischen Patienten initial sedierende, im weiteren Verlauf jedoch auch günstige Wirkungen auf psychotische Kernsymptome wie Wahnvorstellungen und Halluzinationen zeigte, führte in den Folgezeit zu durchgreifenden Veränderungen der Behandlung schizophrener Psychosen. Nachdem man damals allgemein der Auffassung war, die erwünschten antipsychotischen Wirkungen seien unauflösbar an das Auftreten unerwünschter, extrapyramidalmotorischer Nebenwirkungen geknüpft, wurden die in der Folgezeit entwickelten, Chlorpromazin-ähnlichen Substanzen einem Vorschlag von Delay und Deniker folgend als Gruppe der Neuroleptika (aus dem griechischen sinngemaß „die das Nervensystem ergreifen") zusammengefaßt. Auf gesicherter wissenschaftlicher Grundlage bilden Neuroleptika seither die Basis der Akutbehandlung und Rückfallprophylaxe schizophrener Psychosen.

Wirkung

Neuroleptika bewirken beim Menschen psychomotorische Verlangsamung, emotionale Ausgeglichenheit und affektive Indifferenz, die sich bei psychotisch erregten Patienten als beruhigender, dämpfender und entspannender Effekt bemerkbar machen. Neuroleptika haben keine bewußtseinsverändernden Wirkungen und nur geringe Auswirkungen auf die seelische Wachheit. Sie führen nicht zu Toleranzentwicklung und Gewöhnung, so daß auch bei längerer Einnahme kein Abhängigkeitsrisiko besteht.

Dopamin-hypothese

Bezüglich des Wirkungsmechanismus der Neuroleptika hat der 1963 von Carlsson erbrachte Nachweis, daß Chlorpromazin und Haloperidol eine erhöhte Aktivität dopaminerger Neurone bewirkt, was auf eine Blockade postsynaptischer Dopamin-Rezeptoren zurückgeführt wurde, nachhaltigen Einfluß auf die Entwicklung des Verständnisses erwünschter und unerwünschter Wirkungen der Neuroleptika und die Hypothesen-Bildung zur Entstehung schizophrener Psychosen ausgeübt. Die „Dopamin-Hypothese" akuter Psychosen postuliert eine *funktionelle Überaktivität der dopaminergen Übertragung im mesolimbischen System*, der die Blockade postsynaptischer Dopaminrezeptoren durch Neuroleptika entgegenwirkt. Allerdings konnte ein eindeutiger Nachweis, daß die „antipsychotisch" genannte Wirkung der Neuroleptika auf die Blockade von Dopamin-Rezeptoren im mesolimbischen System zurückzuführen sei, bislang ebensowenig erbracht werden wie der einer „funktionellen Überaktivität des Dopamin-Systems" bei schizophrenen Patienten.

Befundlage unklar

Die *zeitliche* Diskrepanz zwischen der experimentell und klinisch nachweisbaren „Blockade" postsynaptischer Dopaminrezeptoren und dem Einsetzen der klinischen Wirkung der Neuroleptika, d. h. der Distanzierung von wahnhaftem Erleben (oft erst nach mehreren Wochen) ist weiterhin ungeklärt. Wahrscheinlich kommt hier den (in den letzten Jahren intensiver erforschten) durch intrazelluläre „second“ und „third messenger“ vermittelten längerfristigen Wirkungen der Psychopharmaka größere Bedeutung zu.

Außerdem zeigen Bindungsstudien, daß Neuroleptika neben der Blockade prä- und postsynaptischer Dopaminrezeptoren mit noradrenergen, serotonergen, muskarinergen, cholinergen und histaminergen Rezeptoren, deren Bedeutung für die klinische Wirksamkeit weiterhin unklar ist, interagieren. Wahrscheinlich sind diese Interaktionen für unterschiedliche unerwünschte Wirkungen der Neuroleptika (z. B. Senkung der Krampfschwelle, deliriogene Wirkungen, orthostatische Dysregulation, Sedierung) verantwortlich.

Einteilung der Neuroleptika

Neuroleptika können nach verschiedenen Gesichtspunkten eingeteilt werden. Nach chemisch-strukturellen Gesichtspunkten werden die Gruppen der trizyklischen Phenothiazine (mit verschiedenen Seitenketten), Thioxanthene, Dibenzoepine, Butyrophenone, Benzamide, Diphenylbutylpiperidine, Indolderivate und Rauwolfiaalkaloide (letztere nicht mehr klinisch verwendet) unterschieden.

Tabelle 4.1:
Einteilung der Neuroleptika nach strukturellen Aspekten

Generika-Name	Präparat
Phenothiazine mit aliphatischer Seitenkette	
Levomepromazin	Neurocil®
Promethazin	Atosil®, mono®, P.-neuraxpharm®
Prothipendyl	Dominal®
Phenothiazine mit Piperazin-Seitenkette	
Trifluoperazin	Jatroneural retard®
Fluphenazin	Dapotum®, Lyogen®, Lyorodin®, Omca®, L.- neuraxpharm®
Perphenazin	Decentan®
Perazin	Taxilan®, P.-neuraxpharm®
Phenothiazine mit Piperidin-Seitenkette	
Thioridazin	Melleril®, T.-neuraxpharm®
Thioxanthene	
Chlorprothixen	Truxal®
Flupenthixol	Fluanxol®
Clopenthixol	Ciatyl®
Zuclopenthixol	Ciatyl-Z®, Ciatyl-Z Depot®, Ciatyl-Z Acuphase®
Dibenzoepine	
Clozapin	Leponex®
Zotepin	Nipolept®
Butyrophenone	
Haloperidol	Buteridol®, Haldol-Janssen®, haloper®, Sigaperidol®, H.-Stada®, -Desitin®, -GRY®, -neuraxpharm®, -ratiopharm®,
Melperon	Eunerpan®
Pipamperon	Dipiperon®
Benperidol	Glianimon®, B.-neuraxpharm®
Risperidon	Risperdal®
Diphenylbutylpiperidine	
Fluspirilen	Imap®
Pimozid	Antalon®, Orap®
Benzamide	
Sulpirid	Arminol®, Dogmatil®, Meresa®, Neogama®, S.-ratiopharm®

Neuroleptische Potenz

Im Rahmen der praktischen Anwendung wird auch häufig eine Einteilung entsprechend der „neuroleptischen Potenz“ vorgenommen. Diese Einteilung basiert ursprünglich auf Untersuchungen des deutschen Psychiaters Haase, der die unter langsam steigender Dosierung von Neuroleptika eintretende Veränderung des Schriftbildes im Sinne einer Mikrographie zur Bestimmung der „neuroleptischen Schwelle“ nutzte und mit diesem Verfahren „hochpotente“ (Mikrographie unter geringer Dosierung) von niedrig-potenten Neuroleptika abgrenzte. Heute ist bekannt, daß der Einteilung in hoch- und niederpotente Neuroleptika auch die Intensität tierexperimenteller Vermeidungsreaktionen, die Affinität zu Dopamin-Rezeptoren und die klinisch zu beobachtenden erwünschten und unerwünschten Wirkungen entspricht.

Tabelle 4.2:
Übersicht über hauptsächlich verwendete Neuroleptika, ihre Zuordnung nach der sog. „Neuroleptischen Potenz“ und ihre wesentlichen Wirkungen

Hochpotent	Mittelpotent	Niederpotent
Glianimon®	Taxilan®	Truxal®
Impromen®, Tesoprel®	Ciatyl® (auch als Depot)	Neurocil®
Fluanxol® (auch als Depot)	Melleril®	Eunerpan®
Dapotum®, Lyogen®	Nipolept®	Dipiperon®
(auch als Depot)	Decentan® (auch als Depot)	Protactyl®
Imap® (Depot)		Atosil®
Haloperidol®, Haldol® (Depot)		Aolept®
Orap®		Megaphen®
Trifluperidol®		Sedanxol®

Nach diesem Einteilungsprinzip haben hochpotente Neuroleptika eine hohe Affinität zu Dopaminrezeptoren, eine gute antipsychotische, weniger sedierende Wirkungen, ein hohes Risiko für extrapyramidalmotorische Nebenwirkungen und auf Grund der geringen Affinität zu Histamin-, Noradrenalin-, Serotonon- und Acetylcholinrezeptoren nur geringe vergetative Nebenwirkungen. Niederpotente Neuroleptika haben umgekehrte Rezeptoraffinitäten und ein entsprechend gegenläufiges Wirkungs- und Nebenwirkungsprofil.

Atypische und neuentwickelte Neuroleptika

Eine weitere Einteilung der Neuroleptika unterscheidet als „atypische“ Neuroleptika solche, die bei guter Wirkung auf psychotische Symptome nicht oder nur selten extrapyramidalmotorische Nebenwirkungen hervorrufen. Biochemisch-pharmakologisch lassen die als „atypische“ Neuroleptika angebotenen Medikamente kein einheitliches Wirkprofil erkennen.

Tabelle 4.3:
Atypische und neuentwickelte Neuroleptika

Generikaname	Handelsname	Generikaname	Handelsname
Sulpirid	Dogmatil®, Meresa®, Neogama®	Zotepin	Nipolept®
Clozapin	Leponex®	Risperidon	Risperdal®
Olanzapin	Zyprexa®	Sertindol	Serdolect®
		Quetiapin	Seroquel®

Bei den Depot-Präparaten handelt es sich um Neuroleptika, die an ihren alkoholischen OH-Gruppen mit langkettigen Fettsäuren verestert sind. In öliger Suspension mit Pflanzenölen (z. B. Sesamöl) appliziert, wird der veresterte neuroleptische Wirkstoff je nach Viskosität und Lipophilie des Trägeröls unterschiedlich rasch freigesetzt und nach Spaltung durch Esterasen in die Blutbahn und ins Nervensystem abgegeben. Von diesem Zeitpunkt an entspricht die Pharmakokinetik der des jeweils zugrunde liegenden Neuroleptikums.

Depot-Neuroleptika

Eine Neuentwicklung stellt die Veresterung von Zuclopenthixol mit Essigsäure zu einem rasch freisetzenden Depot („Acuphase") dar.

Tabelle 4.4:
Übersicht über gebräuchliche Depot-Neuroleptika

Substanz	Fettsäure	Medium	Handelsname
Fluphenazin	Decanoat	Sesamöl	Dapotum-, Lyogen-Depot®
Perphenazin	Önanthat	Sesamöl	Decentan-Depot®
Flupentixol	Decanoat	Viscoleo	Fluanxol-Depot®
Zuclopenthixol	Decanoat	Viscoleo	Ciatyl-Depot®
Haloperidol	Decanoat	Sesamöl	Haldol-Decanoat®

Bei den unerwünschten Wirkungen der Neuroleptika stehen die sogenannten extrapyramidal-motorischen Nebenwirkungen (EPS) im Vordergrund. Dabei handelt es sich um Interaktionen der Neuroleptika mit der dopaminergen Übertragung im sog. extrapyramidal-motorischen System, die zu Störungen des Gleichgewichts zwischen Dopamin, Acetylcholin und möglicherweise weiteren Transmittersubstanzen (z. B. bei Frühdyskinesien, Parkinsonoid), bzw. zur Überempfindlichkeits- (Supersensitivitäts-) entwicklung verschiedener Rezeptoren (z. B. Akathisie, Spätdyskinesien) führen.

Unerwünschte Wirkungen der Neuroleptika

Neben den unerwünschten extrapyramidal-motorischen Wirkungen der Neuroleptika sind die sog. vegetativen (Hypotonie, orthostatische Dysregulation, kardiale Komplikationen), anticholinergen (z. B. Delir, Senkung der Krampfschwelle, Temperaturanstieg, Blasenentleerungsstörung, Obstipationsneigung) und hämatologischen (Leukopenie, Leukozytose, in seltenen Fällen Agranulozytose) Nebenwirkungen bedeutsam. Daneben sind Leberwerterhöhungen, allergische Hautreaktionen, Stoffwechselstörungen (Gewichtszunahme) und hormonelle Störungen (Milchfluß, Zyklusstörungen) möglich.

4.1.1 Akutbehandlung

Die Wirksamkeit einer neuroleptischen Behandlung akuter schizophrener Psychosen ist durch zahlreiche gut kontrollierte Studien eindeutig erwiesen. Darüber hinaus gibt es Hinweise, daß langes Hinauszögern der neuroleptischen Behandlung die Verlaufsprognose ungünstig beeinflussen können. Es kann sowohl zur Chronifizierung der schizophrenen Symptomatik als auch zur Erschwerung der sozialen Integration kommen, wenn die Möglichkeiten der medikamentösen Symptomreduktion und Rezidivprophylaxe nicht ausgeschöpft werden (Kissling, 1992).

Von einer fachgerecht durchgeführten neuroleptischen Behandlung profitieren innerhalb von 4–8 Wochen ca. 65 % der behandelten Patienten mit zufriedenstellendem Ergebnis – bei etwa 1/3 der behandelten Patienten wird zumindest unter einer neuroleptischen Monotherapie noch kein befriedigendes Behandlungsergebnis erreicht. In diesen Fällen stehen verschiedene Strategien zur Optimierung der medikamentösen Behandlung (Kombination mit anderen Psychopharmaka etc.) zur Verfügung.

4.1.1.1 Wahl des Neuroleptikums

Ersterkrankung

Aus dem unterschiedlichen klinischen Wirkungsprofil der Neuroleptika ergibt sich, daß hoch-, mittel- und niedrigpotente Neuroleptika bezüglich der Zielsymptomatik differenziert einzusetzen sind: akute, wahnhafte und halluzinatorische Symptome werden initial mit hochpotenten Neuroleptika (z. B. Haloperidol 5–10 mgd) behandelt.

Psychomotorische Unruhe

Kombinations-Medikation

Steht psychomotorische Unruhe im Vordergrund, werden therapeutisch die sedierenden Effekte der niedrigpotenten Neuroleptika ausgenutzt. Da im therapeutischen Alltag akute schizophrene Psychosen häufig sowohl durch paranoid-halluzinatorische Symptome wie durch psychomotorische Unruhe charakterisiert sind, werden zur Initialbehandlung häufig hoch- und mittelpotente Neuroleptika kombiniert.

Tritt nach 4–6 Behandlungswochen kein zufriedenstellender Effekt ein, kann versucht werden, durch eine Dosiserhöhung die Wirksamkeit der Therapie zu verbessern. Bringt auch das nicht den gewünschten Erfolg oder leidet der Betroffene unter ausgeprägten Nebenwirkungen, wird auf ein Präparat mit einem geringeren Nebenwirkungsrisiko (dafür aber z. T. auch schwächerer antipsychotischer Wirkung) gewechselt.

Frühdyskinesien

Akut einsetzende Dystonien (sog. Frühdyskinesien), die zu Beginn einer Behandlung, bei Dosiserhöhung und z. T. nach Dosisreduktion auftreten können, wirken dramatisch, lassen sich aber durch die vorübergehende Gabe anticholinerger Substanzen (z. B. Akineton) rasch und nachhaltig beseitigen.

Mehrfacherkrankung

Bei wiederholter Erkrankung besteht in der Regel eine Vorerfahrung mit der neuroleptischen Therapie. Die Auswahl des Präparates wird also hinsichtlich der Fragen erfolgen:

- mit welchem Präparat hat der Betroffene mit Bezug auf die Gewichtung erwünschter und unerwünschter Wirkungen die besten Erfahrungen gemacht?
- was ist bezogen auf die Zielsymptomatik die adäquate Wirkgruppe?

4.1.1.2 Gründe für stationäre Behandlung

Bei Behandlungsbeginn muß entschieden werden, ob eine ambulante Therapie durchführbar oder eine stationäre Behandlung – möglicherweise auch gegen den Willen des Patienten – erforderlich ist.

Gründe für eine stationäre Einweisung
• Selbstgefährdung (akute Suizidalität, Autoaggression, aber auch gesundheitliche Gefährdung z. B. bei Verweigerung der Nahrungsaufnahme im Rahmen von Vergiftungsideen oder eines katatonen Stupor). • Fremdgefährlichkeit (z. B. im Rahmen imperativer Stimmen, die Tötung von Bezugspersonen befehlen, im Rahmen paranoider Vorstellungen, um vermeintliche Verfolger abzuwehren etc.). • Entaktualisierung einer kurzfristig nicht lösbaren (häuslichen) Krisen- oder Konfliktsituation. • Schutz vor negativen sozialen Konsequenzen der Erkrankung (z. B. Verlust des Arbeitsplatzes wegen psychotisch bedingter Verhaltensauffälligkeiten, Zerstörung sozialer Beziehungen). • Sorgfältige klinische Beobachtung während der Ein- oder Umstellung von Medikamenten.

4.1.1.3 Zwangsmaßnahmen und rechtliche Bestimmungen

Zwangsmaßnahmen

Wenn auf Grund der psychischen Erkrankung eine stationäre Behandlung unumgänglich erscheint, der Patient jedoch einer Behandlung nicht zustimmt, muß notfalls eine Einweisung auf die geschlossene Station eines psychiatrischen Krankenhauses oder einer Abteilung gegen seinen Willen vorgenommen werden.

Rechtliche Grundlagen

Die rechtliche Grundlage für eine „Zwangseinweisung" bilden im Falle der akuten Selbst- oder Fremdgefährdung, die durch weniger einschneidende Maßnahmen nicht abgewendet werden kann, Gesetze der einzelnen Bundesländer (z. B. „Unterbringungsgesetz" in Bayern und Baden-Württemberg, „Psychisch-Kranken-Gesetz" in Nordrhein-Westfalen etc.).

Selbst- und Fremdgefährdung

In ihrem Rahmen muß ein kausaler Zusammenhang zwischen der bestehenden Störung und einer *akuten* Selbst- oder Fremdgefährdung festgestellt sein. Bei einer sofortigen vorläufigen Unterbringung durch die Polizei muß innerhalb einer festgelegten Frist von 24 Stunden (Bayern) bis 3 Tagen (Baden-Württemberg)

- durch den verantwortlichen Arzt der geschlossenen Einrichtung geprüft werden, ob die Gründe für eine geschlossene Unterbringung gegeben sind und evtl. weiter bestehen. Bestanden oder bestehen sie nicht, ist der Patient zu entlassen. Bestehen Gründe, so sind diese im Rahmen einer

- richterlichen Anhörung durch diesen zu prüfen und ggf. zu bestätigen.

Obwohl „Zwangseinweisungen“ in der Regel im Rahmen des sofortigen, vorläufigen Vollzugs der Unterbringungsgesetze durch die Polizei erfolgen, sehen die Ländergesetze als „Regelfall“ ein Verfahren vor, in dessen Rahmen ein Antrag auf Unterbringung durch Einholung entsprechender Gutachten und Anhörungen im Vorfeld der Zwangseinweisung geklärt werden kann.

Betreuungsrecht

In der Praxis häufiger ist jedoch, daß eine stationäre Behandlung auf Grund der Schwere der Erkrankung und der mangelnden Kooperation eines krankheits- und behandlungsuneinsichtigen Patienten notwendig wäre, um eine gesundheitliche oder soziale Schädigung abzuwenden, ohne daß Selbst- oder Fremdgefährdung im Sinne der angesprochenen Landesgesetze vorliegen. In diesen Fällen (in denen es nicht um die Gefährdung der öffentlichen Sicherheit und Ordnung und nicht um Selbstgefährdung im Sinne akuter Suizidalität oder Lebensgefahr geht) ist eine Unterbringung im Rahmen des bundeseinheitlichen Betreuungsrechtes (das 1992 die Gesetze über Vormundschaft und Pflegschaft abgelöst hat) möglich.

Unterbringung nach § 1906 BGB

§ 1906 BGB sieht vor, daß eine mit Freiheitsentziehung verbundene Unterbringung zulässig ist wenn

1. die Gefahr besteht, daß ein Betreuter sich auf Grund einer psychischen Krankheit ... selbst tötet oder erheblichen gesundheitlichen Schaden zufügt,
2. eine Untersuchung ..., eine Heilbehandlung ... ohne die Unterbringung des Betreuten nicht durchgeführt werden kann und der Betreute auf Grund einer psychischen Krankheit ... die Notwendigkeit der Unterbringung nicht erkennen oder nicht nach dieser Einsicht handeln kann.

Diese Form der Unterbringung ist also nicht unbedingt an das Vorliegen einer akuten Selbst- oder Fremdgefährdung gebunden, sondern greift auch in Fällen, in denen durch eine Nicht-Behandlung gesundheitliche bzw. soziale Schäden drohen, bzw. in Fällen, in denen eine aus fachlichen Gesichtspunkten erforderliche und sinnvolle Behandlung an der Krankheits- und Behandlungsuneinsichtigkeit des Patienten scheitert.

Voraussetzung einer Unterbringung nach § 1906 BGB

- Einrichtung oder das Bestehen einer Betreuung (in Eilfällen kann das zuständige Vormundschaftsgericht eine „Einstweilige Anordnung“ zur Einrichtung einer Betreuung und Unterbringung erlassen).
- Genehmigung der Unterbringung durch das Vormundschaftsgericht (in der Regel auf Antrag des Betreuers).

Wenn mit dem Aufschub der Unterbringung Gefahr verbunden ist, kann diese ausnahmsweise ohne vorherige Genehmigung durchgeführt werden. Die vormundschaftsrichterliche Genehmigung ist in solchen Fällen unverzüglich nachzuholen.

Maßnahmen bei Zwangseinweisung	
akute Selbst- oder Fremdgefährdung	*gesundheitliche oder soziale Gefährdung*
Mit dem Patienten die Einschätzung der Situation und die Notwendigkeit einer stationären Behandlung besprechen. Dabei auch klar ansprechen, wenn vorübergehende geschlossene Behandlung für erforderlich gehalten wird (keine falschen Versprechungen: Sie kommen auf eine offene Station ... nach 1 Tage wieder heraus etc.).	Mit dem Patienten die Einschätzung der Situation und die Notwendigkeit einer stationären Behandlung besprechen. Dabei auch klar ansprechen, wenn vorübergehende geschlossene Behandlung für erforderlich gehalten wird (keine falschen Versprechungen: Sie kommen auf eine offene Station ... nach 1 Tage wieder heraus etc.).
Patienten informieren, daß im Fall der Ablehnung die Voraussetzungen einer zwangsweisen Unterbringung bestehen und daß Unterbringung veranlaßt wird. In dieser Phase Beobachtung und notfalls Festhalten des Patienten sicherstellen.	Falls keine Betreuung besteht: Patienten informieren, daß im Falle der Ablehnung versucht wird, auf dem Weg der „einstweiligen Anordnung" eine Betreuung und in deren Rahmen eine Unterbringung nach § 1906 BGB zu erreichen. Dann: unter Einschaltung des behandelnden Arztes telefonischer oder (Fax) schriftlicher Antrag auf Einrichtung einer Betreuung und Unterbringung nach § 1906 an das zuständige Vormundschaftsgericht.
Evtl. behandelnden Arzt einschalten, ihm die Lage erklären und ihn um Unterstützung bitten. Auch die Unterstützung des zuständigen staatlichen Gesundheitsamtes kann hilfreich sein.	Falls Betreuung besteht: unter Einschaltung des behandelnden Arztes telefonischer oder (Fax) schriftlicher Antrag auf Unterbringung nach § 1906 an das zuständige Vormundschaftsgericht.
Polizei informieren; Eintreffen der Polizei und deren Entscheidung abwarten.	Wenn dem Antrag stattgegeben wird: Krankenwagen (und ggf. im Rahmen der „Amtshilfe" Polizei) anfordern mit der Bitte, Einweisung durchzuführen.

Entscheidet die Polizei gegen eine sofortige vorläufige Unterbringung – Ablehnung (zur rechtlichen Absicherung) schriftlich bestätigen lassen.

Es kommt häufig vor, daß sich erregte und uneinsichtige Patienten beim Eintreffen der Polizei, des Arztes oder Vormundschaftsrichters vorübergehend ruhig und gefaßt verhalten, das Vorgefallene bagatellisieren, um einen möglichst unauffälligen Eindruck zu machen. Dies kann für den Außenstehenden zur Verunsicherung führen: Wer spricht die Wahrheit? Wem kann ich glauben?

In solchen Situationen kann es hilfreich sein, Kontakt (telefonisch) mit dem behandelnden Arzt oder der Klinik aufzunehmen, die den Patienten gut kennen. Dies kann vor Fehlentscheidungen schützen.

Kooperation mit Nervenarzt

Wird ein Patient während einer *Psychotherapie* auffällig, sollte entsprechend vorgegangen werden. Die Kooperation mit einem Psychiater/Nervenarzt, der im Notfall hilft, weitere Maßnahmen einzuleiten, ist in jedem Fall günstig und empfehlenswert.

4.1.1.4 Umgang mit erregten Patienten

Im Rahmen schizophrener Psychosen kann es aus unterschiedlichen Gründen zu akuten Angst-, Erregungs- und Anspannungszuständen kommen. Im Rahmen einer *psychotherapeutischen Behandlung* können sich in subjektiv als belastend empfundenen Situationen derartige Spannungszustände entwickeln. Sie gehen häufig mit Zeichen

Vegetative Erregung

Körperliche Entspannung

- vegetativer Erregung (auffallende Blässe oder fleckige Gesichtsröte, Kaltschweißigkeit, beschleunigte Atmung) und
- körperlicher Anspannung (krampfhaft geballte Fäuste, zielloses Hin- und Herlaufen aber auch stuporöses Verharren) einher.

Bei den ersten Anzeichen der Entwicklung eines solchen Zustandes empfiehlt es sich, die zur Spannung führende Situation aufzulösen, z. B.: „*Ich merke, daß Sie das Thema ... die Aufgabe ... zu sehr anstrengt. Wir legen eine kurze Pause ein... Kann ich Ihnen in irgendeiner Weise helfen... Was würde Ihnen jetzt gut tun?*"

Spitzt sich die Situation weiter zu, sollte – nachdem der Patient entsprechend informiert wurde – versucht werden, Hilfe zu holen, notfalls auch Notarzt und/oder Polizei. Zwischenzeitlich den Patienten immer wieder auffordern, Ruhe zu bewahren, sitzen zu bleiben oder ihm anbieten, an die frische Luft zu gehen.

Wird die Situation bedrohlich und wenn keine Unterstützung in Sicht ist, sollte man versuchen, den Raum zu verlassen. Dabei empfiehlt es sich, Blickkontakt zum Patienten zu behalten, ihn eindringlich aufzufordern, an seinem Platz zu bleiben und ihm zu erklären, daß man den Raum verläßt, um Hilfe herbeizuholen.

Umgang mit erregten Patienten (siehe Karte im Anhang)
• die auslösende Situation auflösen, verlassen • beruhigend auf den Patienten einreden • ihm signalisieren, daß er Hilfe bekommt • Patienten darüber informieren, was geplant ist • direktives Verhalten – bestehende Ambivalenz nicht verstärken • Hilfe herbeirufen (Arzt, Polizei, Sanitäter) • bei bedrohlicher Zuspitzung versuchen, den Raum zu verlassen • dem Patienten dann erst wieder mit entsprechender Übermacht gegenübertreten • notwendige Behandlungs- und evtl. Unterbringungsmaßnahmen einleiten

4.1.2 Neuroleptische Langzeitbehandlung zur Rückfallprophylaxe

Als wirksamster Faktor der Rückfallprophylaxe nach Abklingen einer akuten schizophrenen Erkrankung hat sich in zahlreichen gut kontrollierten Untersuchungen eine Langzeitmedikation mit Neuroleptika erwiesen, die in der Regel als orale oder parenterale (Depot-Medikation) Monotherapie (mit einer Substanz) durchgeführt wird.

Nachdem es trotz intensiver Forschung auf diesem Gebiet derzeit keine Möglichkeit gibt, vorauszusagen, ob ein einzelner Patient
- zu den ca. 28 % schizophrener Patienten gehört, die nach einer akuten Erkrankung innerhalb eines Jahres ohne Langzeitmedikation keinen Rückfall erleiden oder
- zu den ca. 10 %, die trotz Langzeitmedikation einen Rückfall erleiden,

wird von einigen Autoren (Kissling, 1992) grundsätzlich eine Langzeitmedikation empfohlen: nach Ersterkrankung für 1–2 Jahre, nach einer weiteren Episode für 5 Jahre.

Dauer der Neuroleptika-Therapie

In der Praxis machen jedoch – auf Grund der zahlreichen Nebenwirkungen zumindest älterer, herkömmlicher Neuroleptika und z. T. mangelnder Krankheits- und Behandlungseinsicht – zahlreiche Patienten den „Selbstversuch“, ob es bei ihnen nicht auch ohne eine Langzeitmedikation geht.

Zeigt sich bei ihnen, daß es regelmäßig innerhalb von Wochen bis Monaten nach dem Absetzen einer neuroleptischen Rezidivprophylaxe zu akut psychotischen Episoden mit negativen gesundheitlichen und sozialen Konsequenzen kommt, so ist die neuroleptische Langzeitbehandlung dringend indiziert und sollte gegebenfalls durch die Einrichtung einer Betreuung sichergestellt werden.

Zu beachten ist allerdings, daß das Risiko von *Spätdyskinesien* mit der Dauer und möglicherweise auch mit der Dosishöhe der neuroleptischen Behandlung zunimmt. Spätdyskinesien treten erst nach längerer Behandlungsdauer auf.

Risiko: Spätdyskinesie

Sie äußern sich in Bewegungsstörungen vor allem im Bereich des Mundes, der Zunge und der Gliedmaßen, z. B. Hin- und Herrollen der Zunge, Schmatzbewegungen der Lippen oder ein Schnippen der Finger.

Nach prospektiven Untersuchungen steigt die Inzidenz von Spätdyskinesien im Laufe von 4 bis 5 Behandlungsjahren pro Jahr linear ansteigend um 5 %. Dies ergibt eine durchschnittliche Stichtags-Prävalenz von 20 – 25 %. In den meisten dieser Fälle sind diese unwillkürlichen Bewegungsmuster leicht ausgeprägt und reversibel. Dies ist jedoch nicht immer der Fall. Insbesondere bei chronisch Kranken in den Langzeitbereichen psychiatrischer Großkrankenhäuser werden Spätdyskinesien bei bis zu 40 % der Patienten festgestellt.

Minus-Symptomatik

Darüber hinaus kann nicht ausgeschlossen werden, daß eine neuroleptische Dauerbehandlung zur Verstärkung von sog. „Minus-Symptomen" (Adynamie, Affektverflachung, kognitive und sprachliche Defizite) führt und sich negativ auf die soziale Anpassungsfähigkeit der Patienten auswirkt.

Rückfall-Häufigkeit

Diese Befunde mahnen zur Vorsicht gegenüber allzu schematischen Festlegungen bezüglich einer Rückfallprophylaxe bei schizophrenen Patienten. Trotz dieser Einschränkungen ist festzuhalten, daß sich allein durch die Einnahme von Neuroleptika zur Rezidivprophylaxe die *Rückfallrate* von 70 % im ersten Jahr nach Entlassung (ohne jegliche Medikation) auf ca. 40 % reduzieren läßt. Durch adäquate zusätzliche psychosoziale Therapiemaßnahmen kann diese Rate um weitere 20 % vermindert werden. Für chronisch schizophrene Patienten muß festgestellt werden, daß alle Patienten, die nicht mit irgendeiner Form antipsychotischer Medikation behandelt werden, innerhalb von drei Jahren einen Rückfall erleiden.

4.1.2.1 Alternative medikamentöse Behandlungsstrategien

Vor dem Hintergrund der Probleme wurden alternative Behandlungsstrategien der neuroleptischen Langzeittherapie geprüft: Frühinterventionsstrategie (= intermittierende oder auch Intervallbehandlung) und kontinuierliche

Niedrigdosierung. Diese Strategien hatten das Ziel, eine ausreichende Rückfallprophylaxe bei möglichst geringem Risiko für unerwünschte Wirkungen zu gewährleisten. Bei den Frühinterventionsstrategien (prophylaktische Frühmedikation oder intermittierende Therapie) wird die Neuroleptikamedikation nach erfolgter Remission der psychotischen Symptome ausgesetzt und erst beim Auftreten von Prodromalsymptomen („Vorboten der Psychose“) wieder mit der Medikation begonnen.

Frühintervention

Im Rahmen der Niedrig-Dosierung wird in der Regel mit 20 % der für die Langzeitbehandlung empfohlenen Neuroleptika-Dosierung kontinuierlich behandelt.

Niedrig-Dosierung

4.1.2.1.1 Frühinterventionsstrategie

Die Frühinterventionsstrategie führt im Vergleich zur Standardmedikation zu einer erhöhten Rückfallrate bei signifikanter Dosisreduktion und Verminderung unerwünschter Wirkungen der Neuroleptika (und damit verbesserter subjektiver Lebensqualität). Eine Verminderung der Spätdyskinesien lies sich nicht nachweisen. Mit Hinblick auf die soziale Integration unterscheiden sich die im Rahmen von Frühinterventionsstrategien behandelten Patienten nicht signifikant von denen unter Standardtherapie. Ein Vorteil der Frühinterventionsstrategie kann darin bestehen, daß ohne Neuroleptika der Anteil depressiver Verstimmungen deutlich geringer ausfällt.

Mögliche Indikationen für eine Frühinterventionsstrategie können die Ablehnung einer kontinuierlichen Medikation, z. B. wegen massiver Nebenwirkungen, fehlende Motivierbarkeit zu einer Dauerbehandlung oder als Absetzstrategie nach Ablauf der Mindestbehandlungszeiten sein. Die Frühinterventionsstrategie ist insbesondere dann zu erwägen, wenn aus der Vorgeschichte klar erkennbar ist, daß psychotische Episoden in zeitlichen Abständen von mehr als vier bis fünf Jahren unter spezifischen Belastungssituationen auftreten (z. B. Schwangerschaft, Wochenbett, Prüfungssituationen etc.).

Solange eine Vorhersage im Einzelfall nicht verläßlich möglich ist, kann eine Frühinterventionsstrategie jedoch allenfalls unter den folgend beschriebenen Voraussetzungen durchgeführt werden:

Indikation Früh-intervention

- ausdrücklicher Wunsch des Patienten (z. B. bei Verweigerung einer kontinuierlichen medikamentösen Therapie),
- gute Arzt-Patient-Beziehung,
- gute Compliance,
- zufriedenstellende Stabilisierung unter Niedrigdosierung,
- keine Fremd- oder Selbstgefährdung bei ersten Symptomen einer nahenden Psychose,

- Analyse der individuell spezifischen Auslöser für den Beginn einer psychotischen Dekompensation,
- Fähigkeit (zu erlernen), Frühsymptome zu erkennen,
- Erarbeitung eines Krisenplanes,
- Einbeziehung der Bezugspersonen (Angehörige, Weiterbetreuende in Tagesstätte etc.) und
- Aufbau von Copingstrategien für Problemsituationen (psychisch, sozial, medikamentös) zur Entlastung von überfordernden Umständen; evtl. ein Rückzug oder eine Unterstützung durch strukturierende Psychotherapie; Wiederbeleben und Anwenden von in der Familienbetreuung Erlerntem zur Streßbewältigung und Realitätsfindung.

Sind damit Krisen nicht zu überwinden, so muß erneut mit der ursprünglich therapeutischen Dosis mediziert werden. In leichteren Fällen kann eine Zweidritteldosis ausreichend sein. In der Regel erreichen rechtzeitig eingeleitete Kombinationen aus den genannten psychosozialen Strategien mit adäquatem medikamentösem Procedere die besten Ergebnisse.

4.1.2.1.2 Niedrigdosisstrategie

Rückfälle bei der Niedrigdosierung sind um so häufiger, je niedriger die Dosierung gewählt wird und je weniger stabil der Patient bei Beginn der Niedrigdosierung ist. In einer Dosierung *unter* 1/5 der Standarddosis erhöhen sich die Rückfallraten deutlich. In darüberliegenden Dosierungen erhöhen sich die Rückfallraten erst im 2. Jahr nach Entlassung. Insbesondere sogenannte psychotische Exazerbationen nehmen erheblich zu. Diese stellen jedoch noch keine Rückfälle dar, sondern sind so definiert, daß sie schnell und effektiv mit einer vorübergehend höheren Medikation behandelt werden können. Die subjektiven Beeinträchtigungen sollen geringer sein, die Rate unerwünschter Wirkungen ist reduziert und leichte Verbesserungen in der sozialen und beruflichen Integration werden berichtet.

Neuroleptika individuell niedrig anpassen

Die genannten Ergebnisse beziehen sich auf klinisch stabilisierte, ambulante Patienten. Bei weniger gut stabilisierten Patienten muß mit höheren Rückfallraten gerechnet werden. Als Therapiestrategie kann sie lediglich insofern empfohlen werden, daß bei jedem Patienten versucht werden sollte, Neuroleptika individuell auf die niedrigste effektive Dosis einzustellen.

Vor- und Nachteile

Zusammenfassung: Sowohl die Frühinterventionsstrategien wie auch die Behandlung mit Niedrig-Dosen von Neuroleptika bringen für die Patienten gewisse Vorteile (weniger unerwünschte Medikamentenwirkungen, höhere subjektive Lebensqualität, möglicherweise geringeres Risiko für Langzeitfolgen der neuroleptischen Therapie), erhöhen aber eindeutig das Risiko psychotischer Exazerbationen und behandlungsbedürftiger Rückfälle. Beide geschilderten Vorgehensweisen machen die sorgfältige Beobachtung des

Krankheitsverlaufes und das rechtzeitige Erkennen psychotischer Dekompensationen erforderlich. Daher sind sie besonders für eine Kombination mit psychoedukativen und sozialen Behandlungsstrategien geeignet.

4.1.2.2 Einfluß der Applikationsform

Nach Abklingen der akuten psychotischen Symptome und guter Stabilisierung unter einer niedrigeren als der ursprünglichen Neuroleptikadosierung kann auf eine sog. Depotmedikation übergegangen werden. In der Regel handelt es sich dabei um Neuroleptika, die chemisch mit langkettigen Fettsäuren „verestert" und in öligen Lösungen suspendiert sind. Nach intramuskulärer Applikation wird der veresterte Wirkstoff langsam freigesetzt und durch hydrolytische Aufspaltung in die Blutbahn abgegeben. Dadurch bleibt die Substanz nach der einmaligen Applikation über ein Intervall von je nach Wirkstoff 1 bis 4 Wochen (nach mehrfacher Applikation durch sog. Kumulationseffekte aber z. T. auch wesentlich länger) aktiv.

Depotmedikation

Vorteile der Depotmedikation. Depot-Neuroleptika bieten gegenüber einer täglich einzunehmenden Medikation, die aus verschiedenen Gründen vergessen werden kann, grundsätzlich einen zuverlässigeren Schutz. Sie machen – im Unterschied zur oralen Medikamenteneinnahme, die ein höheres Maß an Patientenautonomie bietet – die Therapie kontrollierbarer. Der zur Injektion nach Ablauf des jeweiligen Intervalls notwendige Arztkontakt stellt – solange der Patient in der Behandlung bleibt – die Kontinuität der Behandlung sicher. Möglicherweise bietet auch ihre Pharmakokinetik Vorteile: kontinuierliche Freisetzung des Wirkstoffes in die Blutbahn vorausgesetzt, werden u. U. stabilere Wirkstoffkonzentrationen im Plasma und ZNS erreicht. Da der bei oraler Medikation für die Medikamentenwirkung nutzlose „first pass" Metabolismus in der Leber entfällt, wird bei der Depot-Medikation weniger Wirkstoff benötigt.

Vorteile

Nachteile der Depotmedikation. Die unter den Vorteilen der Depotmedikation beschriebene kontinuierliche Freisetzung des Wirkstoffes und dadurch erreichbaren kontinuierlichen Wirkspiegel setzen Bedingungen voraus (tiefe intramuskuläre Injektion, Konstanz der körperlichen Aktivität des Patienten und seiner Stoffwechselbedingungen), die vielfach nicht erfüllt werden. Dadurch kann es zu intraindividuellen Schwankungen der Wirkdauer kommen, die sich entweder im Nachlassen der Wirkung vor Ablauf des Injektionsintervalls oder (weitaus häufiger) als Überdosierung im Rahmen sog. Kumulationseffekte (anhaltende Wirkung über das jeweilige Injektionsintervall hinaus) äußern können.

Nachteile

Verglichen mit oraler Medikation sind Depot-Neuroleptika sowohl hinsichtlich erwünschter wie unerwünschter Wirkungen auf Grund ihrer langen Verweildauer im Organismus schlechter steuerbar. Dieses Problem versucht man dadurch zu minimieren, daß der Patient vor der Einstellung auf ein Depotpräparat einige Wochen den gleichen Wirkstoff in oraler Verabreichungsform erhält. Damit können Wirkung, Verträglichkeit und Dosierung besser abgeschätzt werden (zu den Umsetzungsstrategien siehe Wiedemann & Dose, 1995).

4.1.2.3 Mindestdosen

Zeitliche Verzögerung von Rezidiven

Da ein Rezidiv infolge von möglicher Unterdosierung zumeist nicht sofort, sondern insbesondere bei Depot-Medikation erst mit einer zeitlichen Verzögerung von 6–9 Monaten auftritt, soll eine individuelle Anpassung der Dosierung nur über sehr lange Zeiträume und sehr vorsichtig vorgenommen werden. Aus diesem Grunde werden auch Mindestdosen angegeben, wenn man sich nicht an Erfahrungen mit der vorhergehenden Behandlung des jeweiligen Patienten orientieren kann.

Tabelle 4.6:
Mindestdosen bei oraler Medikation oder Depot-Behandlung
(bei Unterschreitung steigen die Rezidivraten deutlich an)

Depot	Oral
Flupentixoldecanoat 20 mg alle 2 Wochen	Flupentixol oral 4 mg täglich
Fluphenazindecanoat 6,5–12,5 mg alle 2 Wochen	Fluphenazin oral 2,5 mg täglich
Haloperidoldecanoat 50–60 mg alle 4 Wochen	Haloperidol oral 2,5 mg täglich

Diese Mindestdosen sollten unter langsamer Reduktion erreicht werden. Kissling (1992) empfiehlt beispielsweise eine sehr langsame Reduktion um 20 % alle 6 Monate.

4.1.3 Umgang mit Nebenwirkungen

Mit zu den quälendsten Zuständen eines Patienten im Verlauf seiner Psychose können nicht oder zu spät erkannte bzw. verkannte unerwünschte Medikamentenwirkungen im Rahmen der notwendigen neuroleptischen Therapie werden.

Aufklärung

Die Aufklärung eines Patienten über die Möglichkeit von unerwünschten Wirkungen, deren Erscheinungsbild, Prophylaxe und Therapie gehört zu den Sorgfaltspflichten eines mit Psychopharmaka umgehenden Arztes. Der sachgerechte Umgang mit den teilweise unvermeidlichen unerwünschten Wirkungen kann das Vertrauen des Patienten und seiner Angehörigen in die Therapie entscheidend fördern.

Gefahr des Therapieabbruchs

Andererseits kann ein unnötig unter unerwünschten Medikamentenwirkungen leidender Patient für eine weitere Therapie u. U. nicht mehr oder nur noch mit enormen Anstrengungen zu motivieren sein. Dies kann für die Prognose des Patienten der entscheidende Prädiktor sein.

Die unerwünschten Wirkungen der neuroleptischen Langzeittherapie sind denen der Initialbehandlung vergleichbar. Sie sind jedoch wegen in der Regel niedrigeren Dosierungen seltener und nicht so intensiv. Für die Rezidivprophylaxe sind vor allem folgende unerwünschte Wirkungen von Bedeutung:

Unerwünschte Wirkung während der Rückfallprophylaxe
– depressive Verstimmung und Antriebsminderung
– affektive Nivellierung
– Sedierung
– Parkinsonoid
– Spätdyskinesien

4.1.3.1 Depressive Syndrome und Antriebsminderung

Außer durch vollständiges oder weitgehendes Vermeiden der Neuroleptika können die im Rahmen einer Schizophrenie häufiger auftretenden Depressionen auch auf andere Art und Weise gemildert werden. Dazu muß man sich allerdings der jeweiligen Genese des depressiven Zustandsbildes bewußt sein. Diese können eine sehr unterschiedliche Ätiologie haben und müssen daher auch verschieden behandelt werden.

Als Teil der schizophrenen Grunderkrankung werden sie in der Akutphase neben den produktiv psychotischen Symptomen oft übersehen. Die sachgerechte Behandlung dieser Form von Depression besteht in der Gabe von Neuroleptika mit nachgewiesener antidepressiver Wirkkomponente (z. B. Flupentixol oder Thioridazin, Sulpirid). Die zusätzliche Gabe von trizyklischen, besonders antriebssteigernden Antidepressiva ist umstritten, da sie auch die produktiven Symptome verstärken kann.

Neuroleptika mit antidepressiver Wirkung

Nebenwirkungen wie Sedierung durch Neuroleptika, Parkinsonsymptomatik u. a. oder auch Negativsymptomatik können häufig im Gewande einer Depression in Erscheinung treten und von dieser praktisch nicht mehr unterscheidbar sein. Differentialdiagnostisch kann hier ein Versuch mit einem Anticholinergikum (z. B. Biperiden = Akineton®) bei einem depressivapathischen Erscheinungsbild (nach Injektion von z. B. 1/2 bis 1 Ampulle Biperiden) weiterhelfen. Kommt es innerhalb von Minuten nach Injektion eines Anticholinergikum zu einer Stimmungsaufhellung, so kann ein zumindest pharmakogen verstärktes depressives Syndrom angenommen werden. Wenn es klinisch vertretbar ist, sollte daher bei eingetretenem Erfolg der Maßnahme die neuroleptische Dosis reduziert werden. Zusätzlich kann Biperiden für einige Tage oral verordnet werden. Ein Umsetzen auf ein weniger sedierendes bzw. weniger extrapyramidalmotorisch wirksames Neuroleptikum (letztlich auch Clozapin) kann längerfristig helfen.

Anticholinergikum

Clozapin

Bei schizoaffektiven Störungen bestehen gleichzeitig eindeutig schizophrene und affektive Symptome, so daß hier bei deutlich depressiver Symptomatik eine zusätzliche Behandlung mit einem Antidepressivum erforderlich ist.

Suizidgefahr

Eine depressive Reaktion kann insbesondere dann vorkommen, wenn der Patient beginnt, die Schwere und die eventuelle Folgen seiner Erkrankung wie berufliche Leistungsminderung, soziale Desintegration u. a. zu erkennen. Hier sind stützende psychosoziale Maßnahmen, im speziellen Familienbetreuung, sehr hilfreich.

Antidepressiva

Psychosoziale Maßnahmen

Aufklärende Informationen in dem Sinne, daß bei konsequenter Behandlung eine relativ günstige Prognose besteht, realistische Einschätzung der Leistungsfähigkeit durch den Patienten selbst und seine Angehörigen mit sukzessiver Steigerung je nach Fähigkeit sind angebracht. Bei postremissiven Erschöpfungszuständen und schizophrenen Restsymptomen können symptomatisch neben einer optimierten neuroleptischen Behandlung Antidepressiva eingesetzt werden. Häufig wird aber eine nachhaltige Besserung nur durch die zusätzliche Anwendung psychosozialer Maßnahmen (kognitiv-verhaltenstherapeutische Depressionsbehandlung, Familienbetreuung, Training von sozialen Fertigkeiten, Beschäftigungstherapie u. a.) erzielt. Wenn vertretbar, kann eine Medikamentenreduktion das Erscheinungsbild manchmal etwas bessern. Die zusätzliche antidepressive Medikation besitzt auch hier die oben angeführte Problematik.

Neuere Entwicklungen bei den Neuroleptika nähren die in der Praxis noch zu belegende Hoffnung, bei sogenannter „Minussymptomatik" wirksamer zu sein als die bisherigen.

Maßnahmen bei Depression und Antriebsminderung
Je nach Genese der Depression – Neuroleptika mit antidepressiver Wirkkomponente (Flupentixol, Thioridazin, Sulprid) – Anticholinergikum (Biperiden) – Dosisreduktion wenn klinisch vertretbar – Kognitive Verhaltenstherapie – Familienbetreuung – Antidepressiva (Achtung: kann Positiv-Symptomatik verstärken!)

4.1.3.2 Parkinsonoid

Das pharmakogene Parkinsonoid wird meist durch hochpotente Neuroleptika ausgelöst und entspricht in seiner Symptomatik im wesentlichen der eigentlichen Parkinson-Krankheit, hat jedoch nichts damit zu tun und bildet sich nach Absetzen der Behandlung bzw. medikamentösen Gegenmaßnahmen vollständig zurück. Es tritt meist in den ersten Wochen bis drei Monate nach Beginn der Medikation auf und ist dosisabhängig.

Dosis-abhängig

Muskelschwäche und *Antriebsminderung* sowie *Mißempfindungen* in *Armen* und/oder *Beinen* sind häufig die ersten Symptome. Eine *gestörte Feinmotorik* führt danach zu typischen Veränderungen der Schrift (Mikrographie). Erst dann treten die generelle *Muskelsteifigkeit* mit verringerter Gestik und Mimik und *fehlenden Mitbewegungen* der Arme auf.

Erste Symptome

Die klassische Trias von *Rigor* (Steifigkeit der Muskulatur, vor allem in den Gliedmaßen mit dem sog. Zahnradphänomen bei passiver Durchbewegung eines Gelenks), *Tremor* (mittel- bis grobschlägiges Zittern) in den Händen und *Akinese* (Einschränkung der Beweglichkeit) zeigt schon ein fortgeschritteneres Bild. *Es entsteht ein kleinschrittiger, schlurfender Gang mit nach vorne gebeugter und insgesamt gebundener Körperhaltung. Schließlich wird die Stimme leiser, heiser und monoton.*

Trias: Rigor Tremor Akinese

Bei ersten Anzeichen eines sich unter Neuroleptika entwickelnden Parkinsonoids sollte mit entweder einer Dosisreduktion (falls möglich) oder der zusätzlichen Gabe von Antiparkinsonmitteln (Biperiden®) eingegriffen werden. Eine Linderung und letztlich ein Verschwinden der Symptomatik sollte auf alle Fälle erreicht werden, da sonst die Toleranzgrenze eines Patienten überschritten und seine künftige Bereitschaft zur Einnahme von Neuroleptika nachhaltig beeinträchtigt werden kann. Es kann auch auf ein schwächeres Neuroleptikum oder zu einer anderen Substanzgruppe (von Butyrophenonen zu Phenothiazinen) gewechselt werden.

Dosisreduktion Antiparkinsonmittel

Medikamentenwechsel

Schließlich ist – unter strikter Einhaltung der Hersteller-Richtlinien – ein Versuch mit Clozapin möglich. Auch regelmäßige körperliche Bewegung wie Spazierengehen, Gymnastik etc. können hilfreich sein.

Maßnahmen beim Parkinsonoid

Anfangszeichen
- Muskelschwäche
- Antriebsminderung
- Mißempfindungen in Armen und Beinen
- Veränderung der Schrift

Später einsetzende Symptome
- Rigor, Tremor, Akinese

Maßnahmen
- Dosisreduktion
- Antiparkinsonmittel
- Medikamentenwechsel
  niedrig potentes Neuroleptikum
  atypisches Neuroleptikum (Clozapin®, Blutbildkontrollen!)
- Körperliche Bewegung

4.1.3.3 Späte Hyperkinesen (Spätdyskinesien, tardive Dyskinesie)

Prävalenz

Symptome

Diese treten in der Regel erst nach längerer Behandlungsdauer auf (nach 6 bis 12 Monaten und mehr). Durchschnittswerte bei langfristig neuroleptisch Behandelten kommen auf 20 % bis 25 %. Es handelt sich um choreiforme (plötzliche unwillkürliche Bewegungen) und athetoide (langsame, bizarr geschraubte Bewegungen z. B. der Hände) Bewegungsstörungen der Muskulatur vor allem im Bereich des Mundes, der Zunge und der Gliedmaßen. Bei leichterer Ausprägung und zu Beginn kommen eine Bewegungsunruhe der Zunge, später z. B. ein Hin- und Herrollen der Zunge, Schmatzbewegungen der Lippen oder ein Schnippen mit den Fingern vor.

Diese meist stereotyp ausgeführten, unwillkürlichen Muskelbewegungen sind den Patienten selbst in der Regel nicht bewußt. Sie nehmen bei Vigilanzminderung ab, verschwinden im Schlaf vollständig, verstärken sich jedoch bei stärkerer psychischer Anspannung. Es überwiegen mit 60 % bis 70 % die leichteren Ausprägungsgrade dieser Störungen. Unter mittleren Schweregraden leiden ca. 30 % bis 35 %, unter schweren Ausprägungen ca. 2 % bis 10 % der von Spätdyskinesien Betroffenen.

Risiko: Hirnschädigung

Alter

Prävalenz: < 40 Jahre: 10 % > 60 Jahre: 40 %

Neuroleptika sind nicht die einzige Ursache für Hyperkinesen: sie können bei Menschen mit zusätzlichen vorbestehenden Schädigungen des Gehirns vorkommen, die auch die Anfälligkeit für neuroleptisch bedingte Spätdyskinesien erhöhen können. Ältere Patienten (über 50 Jahre) stellen (u. U. wegen der nachlassenden „Plastizität" zentralnervöser Rezeptoren) ebenfalls eine *Risikogruppe* für neuroleptisch bedingte Spätdyskinesien dar. Sowohl Prävalenz, als auch Schweregrad der Hyperkinesien nehmen zwischen dem 40. und 80. Lebensjahr beinahe linear zu. Zudem wird die sog. spontane Remissionsquote von Spätdyskinesien, welche für jüngere Patienten beschrieben wurde, im fortgeschritteneren Lebensalter geringer. Die mittlere Prävalenzrate für Spätdyskinesien bei unter 40jährigen beläuft sich auf ungefähr 10 %, bei über 60jährigen jedoch auf 40 %. Auch die immer wieder diskutierte erhöhte Häufigkeit bei Frauen im Vergleich zu Männern tritt nur im höheren Lebensalter auf.

Weiterhin scheint die Vulnerabilität für tardive Dyskinesien auch bei anderen Erkrankungen erhöht zu sein: bei organischen Psychosen, Oligophrenien und auch affektiven Erkrankungen. Neben *Alter*, *neuroleptischer Medikation* und vorbestehenden *Hirnschädigungen* scheint also auch die *Erkrankungsart* an sich ein Risikofaktor für abnormale unwillkürliche Bewegungsstörungen darzustellen.

Prävalenz ohne Neuroleptika: > 65 Jahre: 5 %

Bei ca. 5 % der Durchschnittsbevölkerung über 65 Jahre treten den Spätdyskinesien vergleichbare Hyperkinesen auf, auch wenn sie niemals in ihrem Leben Neuroleptika eingenommen haben. Diese abnormalen unwillkürlichen Bewegungen dürften auf verschiedene neurologische Erkrankungen zurückzuführen sein. Nicht unerwähnt bleiben soll, daß auch schon in der Zeit vor Einführung der Neuroleptika von Kraepelin und anderen Autoren abnormale unwillkürliche Bewegungen als Symptome katatoner Psychosen beschrieben wurden. Für chronisch schizophren erkrankte Menschen, die niemals Neuroleptika erhielten, wurden Prävalenzraten für abnorme, unwillkürliche Bewegungen von 6 % bis 8 % errechnet, weshalb einige Autoren diese Bewegungsmuster als Teil des schizophrenen Krankheitsprozesses ansehen.

Dennoch besteht – wenn es auch ohne den Einfluß von Neuroleptika im Rahmen verschiedener Krankheitsbilder mit den Symptomen neuroleptischer Spätdyskinesien vergleichbare abnorme, unwillkürliche Bewegungen geben mag – gegenwärtig kein Zweifel daran, daß Spätdyskinesien zu den nachhaltigsten unerwünschten Wirkungen einer Dauerbehandlung mit Neuroleptika zählen.

Abhilfe: Dosisreduktion Medikamenten-Umstellung

Die nachhaltigste Abhilfe gegenüber neuroleptisch bedingten Spätdyskinesien besteht in einer Reduktion der Neuroleptikadosis (wobei vorübergehend mit einer Verstärkung der Hyperkinesen gerechnet werden muß) und/oder einer *Umstellung* auf eine andere Wirkstoffgruppe mit möglichst geringen extrapyramidalen Wirkungen (insbesondere – unter strikter Beachtung der Herstellervorschriften – auch Clozapin). Dies sollte behutsam über Wochen bis Monate durchgeführt werden. Dadurch können ca. 50 % der Spätdyskinesien gebessert werden. Bei der anderen Hälfte kann die Rückbildung deutlich länger dauern. Ein kleinerer Prozentsatz dieser Patienten kann bleibende Beschwerden haben. Dies stellt mit die gravierendste unerwünschte Neuroleptikawirkung dar. Es wird daher eine sorgfältige Verlaufsbeobachtung von seiten des Arztes und auch von seiten der Angehörigen empfohlen.

Verlauf beobachten

Alle 3–4 Monate Frühzeichen kontrollieren

Bei langfristig auf Neuroleptika eingestellten Patienten sollte ca. alle 3 bis 4 Monate eine ärztliche Untersuchung auf Frühzeichen beginnender neuroleptischer Spätdyskinesien erfolgen. Dabei soll der Patient gebeten werden, die Zunge herauszustrecken, da die anfängliche Unruhe der Zunge nur bei geöffnetem Mund als „Fibrillieren“ oder Tremor der Zunge gesehen werden kann. Es sollten auch auf unwillkürliche Wälz- und Seitwärtsbewegungen der Zunge („wurmförmige“ Zungenbewegungen) oder andere Bewegungsstörungen im Gesichtsbereich (Schmatzen, Schnalzen, Schluckgeräusche) geachtet werden. Diskrete Hyperkinesen der Finger können (als „Klavierspielersyndrom“) ebenfalls schon früh in Erscheinung treten. Da diese Symptome unter psychischer und physischer Belastung deutlich zunehmen, kann man einen Patienten im Sinne eines einfachen diagnostischen Provokationsverfahrens z. B. Kopfrechnen oder konzentriert rasche Bewegungen (z. B. einen Rhythmus mit beiden Händen auf den Oberschenkeln trommeln) ausführen lassen. Die Rückbildungsfähigkeit dieser Symptome ist wesentlich von ihrer frühen Erkennung und entsprechenden Interventionen abhängig.

Angehörige sollten den Arzt und den Patienten baldmöglichst davon unterrichten, wenn sie wiederholt bisher nicht gekannte Bewegungsmuster bemerken, welche von dem Patienten selbst nicht wahrgenommen werden.

Wenn die neuroleptische Medikation sukzessive abgesetzt wird oder werden muß, so kommt es bei ca. 30 % bis 50 % der chronisch Schizophrenen (häufig 4 bis 7 Monate nach dem Absetzen) zum erneuten Auftreten psychotischer Symptome. Daher muß insbesondere vom (aufgeklärten) Patienten selbst das Risiko eines erneuten Krankheitsausbruchs oder der Chronifizierung von Symptomen sorgfältig gegen das der Spätdyskinesien abgewogen werden.

Risikoabwägung

Häufig kann auf ein schwächerpotentes oder sog. atypisches Neuroleptikum umgesetzt werden. Von Klinikern werden Thioridazin (200 bis 400 mg täglich), Benzamide wie das Sulpirid (ca. 400 bis 800 mg täglich) und insbesondere Clozapin (200 bis 500 mg täglich) empfohlen. Bei letzterem kommen nahezu keine Spätdyskinesien, Parkinson-Syndrome und Akathisie vor. Die Gefahr von Blutbildveränderungen bis zu Agranulozytosen ist zu beachten (kontrollierte Anwendung). Gemäß klinischer Studien kann Tiaprid (ca. 400 bis 800 mg täglich) als wirksam gegen Spätdyskinesien angesehen und symptomatisch parallel zur Reduktion, zum Um- oder Absetzen des Neuroleptikums gegeben werden.

Niedrig potente oder atypische Neuroleptika

Wenn eines der anderen Neuroleptika beibehalten werden muß, kommt es jedoch auch unter fortgesetzter, möglichst niedrigdosierter Medikation zumeist wenigstens nicht zu einem weiteren Fortschreiten der Hyperkinesen. Bei einem Prozentsatz von 20 % bis 40 % von Spätdyskinesien betroffener Patienten können sogar noch nach Jahren Rückbildungen der Symptome auftreten.

Rückbildungen möglich

Maßnahmen bei Spätdyskinesien

Symptome: Bewegungsstörungen im Bereich des Mundes, der Zunge und der Gliedmaßen

- Bewegungsunruhe der Zunge
- Hin- und Herrollen der Zunge
- Schmatzbewegungen der Lippen
- Schnippen mit den Fingern
- choreiforme (plötzliche unwillkürliche) Bewegungen
- athetoide (langsame, bizarr geschraubte) Bewegungen

Maßnahmen

- Dosisreduktion (Achtung: Rückfallgefahr)
- Medikamentenwechsel (Clozapin, Blutbildkontrollen)
- Regelmäßige Untersuchung hinsichtlich Frühwarnzeichen
- Prävention: stets niedrigste Dosis wählen

Motorische Rastlosigkeit

Die wichtigste Maßnahme gegen Spätdyskinesien besteht jedoch in der Prävention: Um ihre Entstehung zu vermeiden, sollten die niedrigsten noch wirksamen Dosen an Neuroleptika gegeben werden. Da für die Behandlung von Spätdyskinesien bisher keine befriedigenden Behandlungsrichtlinien im engeren Sinne zur Verfügung stehen und mit steigendem höherem Lebensalter spontane Remissionen seltener vorkommen, sollte für eine neuroleptische Langzeittherapie immer eine klare, fachärztlich gestellte und abgesprochene Indikation bestehen.

4.1.3.4 Akathisie

Diese „Unfähigkeit, still zu sitzen", beginnt mit innerer Unruhe und Getriebenheit, welche sich zu ausgeprägter motorischer Rastlosigkeit mit ständigem Hin- und Herlaufen, Trippeln auf der Stelle u. ä. steigern kann. Dysphorie und die (streßbedingte) Exazerbation psychotischer Symptome können dazukommen, was häufig zu diagnostischer Verkennung als „Zustandsverschlechterung" und entsprechender Fehlbehandlung führt. Akute Formen der Akathisie treten bei Beginn einer neuroleptischen Behandlung und bei Dosisänderungen (Erhöhung oder Erniedrigung der Neuroleptika-Dosis) auf. Insbesondere bei der Einleitung einer *Depotmedikation* sollten Klagen der Patienten über eine quälende Bewegungsunruhe in den Beinen etc. ernst genommen werden. Die Motivation für eine Weiterbehandlung kann davon abhängen.

Anticholinergika

Zur Behandlung akuter Formen der Akathisie werden Anticholinergika oder sog. Beta-Rezeptoren-Blocker (Propranolol) eingesetzt. Tardive, d. h. „verzögerte" Akathisieformen treten im Verlauf einer längerfristigen neuroleptischen Behandlung, z. T. gleichzeitig mit einem Parkinsonoid auf. Bei ihnen besteht die wesentliche therapeutische Maßnahme in der Optimierung der neuroleptischen Behandlung gemäß dem psychopathologischen Befund, d. h. *Reduktion* der Neuroleptika auf ein verträgliches Maß und/oder *Umstellung* auf ein schwächerpotentes Präparat (mittel- bis niedrigpotentes Neuroleptikum, z. B. Perazin). Zur symptomatischen Behandlung werden ebenfalls Beta-Rezeptoren-Blocker, z. T. auch sedierende, niederpotente Neuroleptika (Promethazin) oder (wegen des Abhängigkeitspotentials nur vorübergehend) Benzodiazepine eingesetzt.

Zusammenfassung: Nebenwirkungen und Gegenmaßnahmen

Nebenwirkung	*Gegenmaßnahmen*
Depressive Syndrome	Dosisreduktion, Medikamentenwechsel, Clozapin
Extrapyramidalmotorische Nebenwirkungen	
Frühdyskinisien (Zungen-Schlund-Krampf)	Anticholinerge Medikamente, z. B. Biperiden®

Parkinsonoid (Störungen der Feinmotorik, Muskelsteifigkeit, Zittern, fehlende Mitbewegung der Arme)	Dosisreduktion, Anticholinerge Medikamente, z. B. Biperiden®; Medikamentenwechsel zu mittel oder schwach potent, Leponex®, Sport (Spazierengehen, Gymnastik, Schwimmen)
Akathisie	
Sitz- und Bewegungsunruhe	Dosisreduktion, Medikamentenwechsel zu mittel oder schwach potent
Anticholinerge Nebenwirkungen	Medikamentenwechsel zu mittel oder hochpotent
Mundtrockenheit	viel Trinken, zuckerfreie Lutschbonbons
verschwommenes Sehen,	Abwarten, Medikamentenwechsel
Kreislaufbeeinträchtigung mit Schwindel, Müdigkeit	kreislaufstabilisierende Medikamente
Verlangsamung der Reaktionsgeschwindigkeit,	Abwarten, nicht Auto fahren
Darmträgheit	ballaststoffreiche Kost, viel Flüssigkeit, Sport
selten:	
Probleme beim Wasserlassen,	Medikamentenwechsel
Verwirrtheitszustände,	Dosisreduktion, Flüssigkeit
Glaukomanfall (Erhöhung des Augeninnendrucks)	Dosisreduktion, blutdrucksenkende Mittel
Sonstige Nebenwirkungen	
Überempfindlichkeit auf Sonnenlicht	Sonnenschutz, Sonnencreme
Gewichtszunahme	Diätberatung, Sport
Nachlassen des sexuellen Interesses, Sexualstörungen	Dosisreduktion, Medikamentenwechsel, Problem mit Partner besprechen
eher selten:	
Erhöhung der Leberwerte	Blutwertkontrolle
Menstruationsstörungen, Milchfluß	Dosisreduktion, Medikamentenwechsel
Allergien	Medikamentenwechsel
Störungen der Schweißsekretion	Abwarten, Beine hoch lagern, Diuretika Medikamentenwechsel

sehr selten, aber ernst!	
Blutbildveränderungen	Rasch absetzen, Medikamentenwechsel
Herz-Kreislauf-Störungen	zur Kontrolle: EKG alle 6–12 Monate
Krampfanfälle	Kann bei gleichzeitiger Gabe von mehreren Neuroleptika vorkommen, ebenso bei gleichzeitiger Gabe von Tranquilizern; Benzodiazepine langsam absetzen
Malignes Neuroleptisches Syndrom (MNS): Temperaturerhöhung bis 40,5 °, Muskelsteifigkeit, Bewußtseinstrübung	Sofortiges Absetzen der Neuroleptika, Behandlung auf Intensivstation

4.1.4 Beendigung der medikamentösen Therapie

Weder katamnestische Untersuchungen noch bisher durchgeführte Prädiktorstudien lassen eine zuverlässige Antwort darauf zu, wann eine neuroleptische Rezidivprophylaxe beendet werden soll. Die bereits diskutierten „Konsensus-Richtlinien" (Kissling, 1992) schlagen nach der Erstmanifestation einer schizophrenen Psychose eine Rezidivprophylaxe für 1–2 Jahre, nach einer zweiten psychotischen Episode für mindestens 5 Jahre vor.

Andererseits ist im Rahmen des Vulnerabilitäts-Streß-Modells davon auszugehen, daß zumindest die genetisch kodierten „biologischen" Vulnerabilitätsfaktoren therapeutisch zwar beeinflußt, nicht jedoch aufgehoben werden können, so daß bei entsprechender Disposition und Streßfaktoren ein lebenslanges Rückfallrisiko besteht. Eine wissenschaftlich begründete Empfehlung für die Dauer einer neuroleptischen Rezidivprophylaxe kann daher gegenwärtig nicht ausgesprochen werden.

Die Frage nach der Beendigung einer neuroleptischen Dauermedikation wird, vor allem wenn unerwünschte Wirkungen der Behandlung auftreten, in der Regel vom Patienten aufgeworfen und unter Berücksichtigung seines individuellen Krankheitsverlaufes entschieden werden müssen. Dabei sollten folgende Gesichtspunkte berücksichtigt werden:

Beendigung der medikamentösen Behandlung

Wenn
1. keine psychotischen Symptome oder Rezidive im Beobachtungszeitraum,
2. seelische Ausgeglichenheit,
3. geordnete Lebensverhältnisse. Dazu zählen:
   - auf die Bedürfnisse des Patienten zugeschnittene Wohnverhältnisse,

- ausreichende finanzielle Absicherung,
- befriedigende Arbeitstätigkeit bzw. strukturierter Tagesablauf,
- Möglichkeiten zu sinnvoller Freizeitgestaltung.

4. Vorhandener und sichergestellter engmaschiger psychosozialer Kontakt (gute Beziehungen zu professionellen Helfern, Angehörigen und Freunden).
5. Ausarbeitung eines mit den Angehörigen, dem behandelnden Arzt und evtl. dem Psychotherapeuten abgestimmten Krisenplanes, der bei Belastungen unmittelbar eingesetzt werden kann. Anhand einer solchen Liste sollte durchgesprochen werden, ob genügend Punkte für ein langsames Absetzen sprechen, oder ob das Risiko zu groß ist, das man eingehen würde.

Beendigung der Medikation

Nicht abrupt absetzen

Soll die neuroleptischen Behandlung beendet werden, so muß die Medikation langsam *ausschleichend* beendet werden, um kein Wiederauftreten der Symptomatik zu provozieren und bei erneutem Auftreten von Symptomen wirkungsvoll reagieren zu können. Außerdem können nach längerer und höherdosierter Einnahme bei abruptem Absetzen sog. *Absetzerscheinungen* (Schlaflosigkeit, Spannung, Unruhe, Angst, Übelkeit, unwillkürliche Bewegungsstörungen, auch sog. tardive Dyskinesien) auftreten.

Wie die Aufzählung zeigt, sind diese phänomenologisch oft nicht oder nur schwer von wiederauftretenden Symptomen der Grundkrankheit zu unterscheiden. Zur differentialdiagnostischen Klärung kann auch hier die probatorische Gabe von Anticholinergika beitragen: führen sie zur symptomatischen Besserung, spricht dies für das Vorliegen von Absetzerscheinungen, die nicht – wie wiederauftretende Symptome der schizophrenen Psychose – mit einer erneuten Dosiserhöhung der Neuroleptika – behandelt werden sollten.

4.2 Psychologische Therapieansätze

Legt man der Entstehung und dem Verlauf schizophrener Psychosen das interaktive Vulnerabilitäts-Streß-Modell zugrunde, in dem neben den biologischen Faktoren gerade auch psychosoziale Einflußgrößen berücksichtigt werden, so liegt eine Ergänzung der pharmakologischen Behandlung durch psychotherapeutische Interventionen auch aus theoretischen und empirischen Gründen nahe (s. Abb. 4). Tatsächlich gibt es eine ganze Reihe psychologisch orientierter Therapieformen, die nachweislich deutliche Effekte zusätzlich zur neuroleptischen Medikation erzielen. Dies gilt nicht nur im Bereich der Negativsymptomatik, sondern gerade auch für die Rezidivprophylaxe und die Positiv-Symptomatik. Besonderes Gewicht kommt hier vor allem zwei Behandlungsansätzen zu, nämlich den *Trainingsprogrammen zur Verbesserung kognitiver und sozialer Fertigkeiten* und der *psychoedukativen Familienbetreuung*.

Andere psychotherapeutische Ansätze wie tiefenpsychologisch orientierte oder klassisch psychoanalytische Therapie haben sich nicht als effektiv in der Behandlung Schizophrener erwiesen und können daher nicht als generelle Behandlungsmethode empfohlen werden, sie mögen jedoch im Einzelfall durchaus angemessen sein (Gunderson et al., 1984; May et al., 1981).

Zur *Steigerung der Medikamentencompliance*, der Aktivierung und Erhöhung der Selbsteffektivität des Patienten ist es zusätzlich zu den spezifischen Maßnahmen notwendig, die Betroffenen in *Frühwarnzeichenerkennung* und *Medikationsmanagement* zu schulen sowie ihnen *Informationen über Psychose* und *Medikation* zu vermitteln.

Angehörigengruppen

Weiterhin werden insbesondere im stationären Setting Angehörigengruppen durchgeführt. Die wichtigsten inhaltlichen Komponenten von Angehörigengruppen sind:

- Informationsvermittlung (Krankheitsbegriff, Symptomatik, Diagnostik; Ursachen; Akutbehandlung; Rückfallprophylaxe),
- Emotionale Entlastung (Entlastung von Schuldgefühlen; Bearbeitung von Enttäuschungen, Resignation und Überforderung),
- Erfahrungsaustausch anregen,
- Praktische Umgangsregeln geben,
- Erklärung des ,,Expressed Emotion" Konzeptes.

Hinweise zur Durchführung solcher Gruppen finden sich bei Fiedler, Niedermeier und Mundt (1986) und Bäuml, Pitschel-Walz und Kissling (1995).

4.2.1 Informationsvermittlung

Informationsvermittlung

Im üblichen psychotherapeutischen Setting werden Patienten überwiegend in Einzeltherapie betreut, daher beziehen sich die folgenden Ausführungen auf diesen Ansatz. Häufig wird es günstig sein, Angehörige und Partner einzubeziehen. Es gibt bereits eine Reihe von patientenzentrierten Gruppenprogrammen, in denen sich Materialien finden, die zur Vorbereitung und Durchführung von Informationssitzungen sehr gut geeignet sind und dem Psychotherapeuten erhebliche Arbeitserleichterung bieten:

Patientenzentrierte Gruppen-Programme

Information über Schizophrenie und Medikation

Vorgehen und Materialien

Hahlweg, K., Dürr, H. & Müller, U. (1995). *Familienbetreuung schizophrener Patienten. Ein verhaltenstherapeutischer Ansatz zur Rückfallprophylaxe. Konzepte, Behandlungsanleitungen und Materialien.* München, Weinheim: Psychologie Verlags Union. (Kapitel 9, S. 73–84; Anhang D: Fragen zur Psychose, Anhang E: Informationsbroschüre ,,Was ist eine Psychose", Anhang F: Informationsbroschüre ,,Medikation".

Fiedler, P., Niedermeier, T. & Mundt, C. (1986). *Gruppenarbeit mit Angehörigen schizophrener Patienten.* München, Weinheim: Psychologie Verlags Union.

Kiesberg, A. & Hornung, W.P. (1994). *Psychoedukatives Training für schizophrene Patienten (PTS). Ein verhaltenstherapeutisches Behandlungsprogramm zur Rezidivprophylaxe*. Tübingen: DGVT-Verlag. (Materialien sind enthalten).

Kraus, H., Schmalzried, M. & Wittpoth, J. (1994). *Frühsymptom-Management. Rezidivprophylaxe bei schizophren gefährdeten Menschen*. Therapeuten Handbuch. Dazu gibt es ein Patienten Handbuch sowie begleitende Videobänder. Zu beziehen über Video-Cooperative Ruhr, Kielstraße 10, 44145 Dortmund, FAX 0231/813371.

Wienberg, G., Schünemann-Wurmthaler, S. & Sibum. B. (1995). *Manual und Materialien zu: Schizophrenie zum Thema machen. Psychoedukative Gruppenarbeit mit schizophren und schizoaffektiv erkrankten Menschen/PEGASUS*. Bonn: Psychiatrie Verlag.

Ratgeber für Betroffene

Bäuml, J. (1994). *Psychosen aus dem schizophrenen Formenkreis*. Berlin, Heidelberg: Springer.

Hell, D. & Gestefeld, M. (1988). *Schizophrenien. Orientierungshilfe für Betroffene*. Berlin, Heidelberg: Springer.

Stark, F.-M., Buchkremer, G., Claußen (1998). Psychosen. Psychotische Störungen erkennen, behandeln und bewältigen. München: Mosaik Verlag.

Die konkreten Informationen, die an den jeweiligen Patienten angepaßt werden müssen, sollen eine Vorstellung darüber vermitteln, wie durch Medikamentencompliance auf der einen Seite sowie Abbau von Streß auf der anderen Seite zur Rehabilitation beigetragen werden kann. Gleichzeitig wird vielfach vorhandenes Halbwissen abgebaut. Die Informationen sollten den Beteiligten auch schriftlich ausgehändigt werden (z. B. Hahlweg et al., 1995, Anhang E und F), so daß jeder die Einzelheiten genau nachlesen und danach eventuell auftretende Fragen mit der Therapeutin klären kann. Es sind eine Reihe von Informationsbücher für Betroffene publiziert worden, z. B. Stark et al. (1998), Bäuml (1994) oder Hell und Gestefeld (1988), die zur Vertiefung empfohlen werden können.

Übergeordnete Ziele der Informationsphase

1. Den Betroffenen ein Rational für das kombinierte Vorgehen aus Neuroleptikatherapie und Familienbetreuung/Psychotherapie geben.
2. Die „Selbstmanagementfähigkeiten" fördern, indem den Beteiligten eine aktive Rolle in der Rehabilitation zugewiesen und dem Patienten Expertenstatus für seine Erkrankung zugebilligt wird.
3. Abbau von Mißverständnissen, Vorurteilen und Schuldgefühlen in bezug auf die Erkrankung, die sonst die Therapie behindern würden.
4. Die Informationsvermittlung kann die therapeutische Beziehung stärken, da die Therapeutin als „ehrlicher" Experte wahrgenommen wird, die sich auch nicht scheut, Grenzen ihres Wissens zuzugeben.

Vorbereitung

Zur Vorbereitung auf diese Sitzungen ist es notwendig, daß sich die Therapeutin mit allen Materialien intensiv vertraut macht und mögliche Wissenslücken aufarbeitet. Dafür bieten sich die Übersichten von Hahlweg et al.

(1995, Kapitel 9) oder von Rist und Watzl (1996) an. Außerdem sollte sie sich mit den Büchern vertraut machen, die speziell für Schizophrenie-Betroffene geschrieben wurden, damit sie den Beteiligten bei Nachfrage weitergehende Literatur empfehlen kann (s. o.).

Anpassen an die Beteiligten

Sehr wichtig ist, daß die Informationssitzungen an die individuellen Bedürfnisse und Möglichkeiten der Beteiligten angepaßt werden müssen. Dabei sind neben der Diagnose und dem bisherigen Verlauf vor allem die spezifischen Symptome und Verhaltensdefizite des Patienten, aber auch die intellektuelle Differenzierung und bestehende Vorkenntnisse der Betroffenen zu berücksichtigen, soweit sie aus der Vordiagnostik und den Arztberichten bekannt sind. Zur speziellen Vorbereitung der Sitzungen ist es günstig, sich über die bereits vorhandenen Kenntnisse und Mißverständnisse der Beteiligten zu informieren. Dafür bietet es sich an, den in Hahlweg et al. (1995, Anhang D) abgedruckten 19-Item-Bogen „Fragen zur Psychose" den Teilnehmern zu geben. Aufgrund der Antworten ist es der Therapeutin dann möglich, Schwerpunkte für die Sitzungen festzulegen, indem sie sich bei Wissensdefiziten mehr Zeit nimmt als bei Themen, über die die Beteiligten bereits gut informiert erscheinen. Der Fragebogen kann nach 6 bzw. 12 Monaten erneut vorgegeben werden, um den Wissenszuwachs zu kontrollieren.

Therapeutenverhalten

Therapeutenverhalten. Um auf die Informationsverarbeitungsdefizite des Patienten Rücksicht zu nehmen, sollte die Therapeutin eher langsam und in kurzen Sätze sprechen, Expertenjargon vermeiden, nach jeweils ca. 5 Minuten eine kurze Pause machen und von den Beteiligten eine Rückmeldung einholen, ob sie Fragen haben oder eigene Erlebnisse einbringen können. Hilfreich ist auch, zum Abschluß eines Punktes die Beteiligten um Zusammenfassungen des Gehörten zu bitten. Insgesamt sollte die Information nicht als „Frontalunterricht" abgehalten werden, sondern möglichst unter Einbezug aller. Wenn immer möglich, sollten Beispiele aus dem Erfahrungshintergrund des Patienten gewählt werden. Hat der Patient Schwierigkeiten längere Zeit sitzen zu bleiben, so sollte die Therapeutin dies ansprechen und ihm freistellen, ob er im Raum auf- und abgehen möchte. Meist helfen kurze Pausen zum „Strecken". Getränke sollten ebenfalls bereitgestellt werden (Mundtrockenheit).

4.2.1.1 Informationen über Schizophrenie

Patient als Experte

In mindestens einer Sitzung werden mit dem Patienten (und seinen Angehörigen, sofern diese in die Therapie einbezogen werden) *Theorien zur Entstehung von Schizophrenie, zur Häufigkeit, zum Verlauf, zu Kernsymptomen und Mißkonzeptionen über Schizophrenie* besprochen. In der Beschreibung der Symptome sind die Patienten selbst die Experten und ihre persönlichen Erlebnisse dienen als Grundlage dieses Abschnittes. Wissen über

Entstehung und Verlauf wird mit Hilfe des Vulnerabilitäts-Streß-Modells vermittelt (Näheres siehe Hahlweg et al., 1995, Kap. 9).

Vorgehen bei Ersterkrankung

Die Informationen, die an diesem Abschnitt gegeben werden, müssen an die Krankheitsgeschichte des Patienten angepaßt werden. Bei Erstmanifestationen sollte die Möglichkeit eines günstigen Verlaufs betont werden, um Pessimismus zu vermeiden. Trotzdem sollte die Möglichkeit eines Rückfalls ernsthaft verdeutlicht werden. Bei Patienten mit häufigeren Phasen liegt der Schwerpunkt der Informationsgabe bei den Befunden, daß sich auch nach längerer Zeit positive Veränderungen zeigen können.

Beipieltext für die Einführung in die Informationssitzung, nachdem ausführlich über die patientenspezifischen Symptome und die Erlebnisse während der letzten Phase gesprochen wurde:

Beispieltext

„Die Ursachen der Psychose sind bis heute nicht bekannt. Wir wissen, daß es eine gewisse genetische Beteiligung bei einigen Patienten gibt. Die Wahrscheinlichkeit, an einer schizophrenen Psychose zu erkranken, liegt bei 1 %. Das Risiko für enge Verwandte (Eltern, Kinder, Geschwister) eines schizophrenen Patienten, an einer Schizophrenie zu erkranken, liegt je nach Untersuchung zwischen 10 und 15 %. Das Risiko steigt also, je enger der Verwandtschaftsgrad ist, bei eineiigen Zwillingen auf 40–50 %. Die Genetik erklärt aber längst nicht alles, so daß man heute von einer Wechselwirkung zwischen einer biologischen Vulnerabilität (Verletzlichkeit) und Umweltbelastungen, Streß ausgeht. Beides muß zusammenkommen, damit sich eine Episode einstellt.

Was genau die Vulnerabilität ausmacht, ist heute noch nicht gut erforscht. Es scheint aber so zu sein, daß vulnerable Personen gewisse Schwierigkeiten haben, Informationen schnell und richtig zu verarbeiten und in Belastungssituationen besonders aufgeregt sind. Insgesamt nimmt man an, daß dann der Stoffwechsel im Gehirn gestört sein muß. Alle Gehirnfunktionen, also Denken, Fühlen oder Wahrnehmen sind abhängig vom Austausch von Informationen zwischen den Gehirnzellen mit Hilfe von biochemischen Substanzen. Diese sog. Neurotransmitter, insbesondere das Dopamin, spielen hier eine große Rolle. Kommt es zu einer schizophrenen Episode, so herrscht in bestimmten Gehirnregionen ein Überangebot von Dopamin vor und man nimmt an, daß diese Überproduktion verantwortlich ist für das Entstehen der Symptome, über die wir gerade gesprochen haben. Die genaue Ursache ist noch immer unklar, wir wissen aber, daß bestimmte Medikamente, die Neuroleptika, z. B. ________ (Präperat nennen, das der Patient nimmt), dieses chemische Ungleichgewicht zum Teil wieder regulieren. Ich sage zum Teil, weil dies nicht bei allen Patienten gleich gut gelingt. Wir wissen aber, daß das Absetzen der Medikamente in vielen Fällen eine Verschlimmerung oder sogar einen Rückfall mit sich bringt."

„Wie kommt es nun zu dem Ausbruch einer Episode? Wir nehmen an, daß vulnerable Personen besonders ‚verletzlich' sind, wenn sie zu starken Belastungen ausgesetzt sind. Belastungen können zum Beispiel äußere Ereignisse sein, wie etwa der Tod eines Familienangehörigen, der Verlust der Arbeit oder die Trennung von einem Freund. Solche Ereignisse können zur Verschlimmerung oder zum Ausbruch der Erkrankung führen.

Aus anderen Studien geht hervor, daß die Personen, mit denen ein Patient lebt und viel Kontakt hat – seine Familie, seine Arbeitskollegen und Vorgesetzten – eine sehr große Hilfe für den Patienten sein können, wenn sie ihn dabei unterstützen und ermutigen, seine ursprünglichen Fähigkeiten Schritt für Schritt zurückzugewinnen. Wenn sie ihn jedoch unter Druck setzen, an ihm herumnörgeln und ihn ständig kritisieren, so werden die Dinge meist nur schlimmer. Die Art und Weise, wie sich die Familienangehörigen verhalten, kann also auch Streß hervorrufen oder streßreduzierend sein. Welche Möglichkeiten es gibt, allein und/oder in der Familie Streß zu reduzieren, werden wir im Verlauf der Betreuung noch ausführlich besprechen und üben."

Was ist eine Psychose?

1. Einer von hundert Menschen wird eine psychotische Episode erleben.
2. Zu den Symptomen zählen: Wahnvorstellungen oder Fehlannahmen; Halluzinationen, Trugwahrnehmungen und ungewöhnliche Stimmen; Schwierigkeiten im Denken, Fühlen und Verhalten.
3. Die genaue Ursache ist nicht bekannt; eine Störung der Biochemie im Gehirn scheint jedoch vorhanden zu sein.
4. Belastungen und Spannungen verschlimmern die Symptome und können zum Ausbruch der Erkrankung führen.
5. Menschen, die an einer Psychose erkranken, sind möglicherweise mit einer besonderen Anfälligkeit ausgestattet.
6. Bei manchen Menschen wird die Psychose vollständig geheilt, bei manchen bleibt jedoch ein Teil der Schwierigkeiten bestehen und es kann zu Rückfällen kommen.
7. Auch wenn es kein umfassendes Heilmittel gibt, so kann doch Rückfällen vorgebeugt werden, und es ist möglich, Schwierigkeiten im Alltagsleben zu bewältigen.
8. Familienangehörige und Freunde können sehr hilfreich sein, indem sie den an einer Psychose erkrankten Menschen dazu ermutigen, seine früheren Fähigkeiten allmählich zurückzuerlangen und mit Belastungen wirksamer und erfolgreicher umzugehen.

4.2.1.2 Informationen über Neuroleptika

Neuroleptika

In einer weiteren Sitzung werden die Bedeutung und die Wirkmechanismen von Neuroleptika und deren Nebenwirkungen sowie Maßnahmen zu ihrem Abbau erörtert. Hierbei versucht die Therapeutin, Ängste und Vorurteile gegenüber Neuroleptika abzubauen und durch realistische Vorstellungen zu ersetzen. Sie vermittelt die wichtigsten Fakten über Antipsychotika, um die Patienten und die Angehörigen im Umgang damit kompetent zu machen und vor allem eine zuverlässige Einnahme entsprechend der ärztlichen Verordnung sicherzustellen. Im einzelnen hebt die Therapeutin die positiven Effekte der Neuroleptika, insbesondere die rasche Besserung florider Symptome und die rezidivprophylaktische Wirkung, hervor; ferner geht sie auf alle wichtigen Fragen zur Dosierung, zu unerwünschten Nebenwirkungen und zu Möglichkeiten ihrer Bewältigung ein. Sie spricht weiterhin die Gründe an, die Patienten dazu veranlassen können, ihre Medikamente gegen ärztlichen Rat abzusetzen, über die Rolle von Rauschgiften und Alkohol und über die Frage, ob Neuroleptika süchtig machen. Betont wird, daß die Neuroleptika nicht abhängig machen, was den Patienten meist unmittelbar einsichtig ist. Sie haben ja eher die Tendenz, die Mittel abzusetzen als die Dosis zu steigern. Häufig haben aber die Angehörigen solche Befürchtungen und stehen manchmal aus diesem Grund den Neuroleptika skeptisch gegenüber.

Wirkung

Nebenwirkungen

Keine Suchtgefahr

Medikamente erfragen

Zur Vorbereitung auf die Sitzung sollte die Therapeutin eine Liste mit den Medikamenten erstellen, die der Patient schon bekommen hat. Außerdem sollte sie über die Dosis und eventuelle Nebenwirkungen informiert sein. Diese Einzelheiten sowie die Planung der weiteren medikamentösen Behandlung sollten mit dem behandelnden Arzt abgesprochen sein.

Medikation
1. Regelmäßige Einnahme von Neuroleptika stellt die Hauptbehandlung bei Psychosen dar.
2. Neuroleptika sind sehr wirksame Medikamente zur Behandlung der Psychose.
3. In niedriger Dosis schützen sie den Patienten vor einem Rückfall.
4. Nebenwirkungen gehen meistens innerhalb kürzerer Zeit deutlich zurück und können bewältigt werden.
5. Rauschgifte können Psychosen verschlimmern.

4.2.2 Ermittlung von Frühwarnzeichen

Eine wichtige Komponente in der Schizophreniebehandlung besteht darin, eine Liste patientspezifischer Prodromalzeichen zu erstellen und in einem Krisenplan festzulegen, wie der Patient und (wenn einbezogen), die Angehörigen reagieren sollten, um einem drohenden Rückfall rechtzeitig zu begegnen. Frühwarnzeichen sind meist unspezifische Streßreaktionen, z. B. Schlafstörungen, Reizbarkeit, Ruhelosigkeit oder depressive Verstimmungen. Im engeren Sinne psychotische Symptome können in der Prodromalphase auch auftreten, z. B. daß der Patient denkt, andere würden über ihn sprechen, daß er Stimmen hört oder beginnt, unlogisch zu denken. Für jeden Patienten sollen 4–5 für ihn spezifische Frühwarnzeichen identifiziert werden.

4–5 Frühwarnzeichen ermitteln

„Gewöhnlich gehen einem Rückfall bei einer Psychose einige Tage oder sogar Wochen mit Anzeichen für eine innere Anspannung voraus. Sie können lernen, diese Anzeichen zu erkennen und Maßnahmen zu ergreifen, die einen möglichen Rückfall abwenden. Warnzeichen können z. B. sein: Schlafstörungen, Reizbarkeit, Unruhe, eher weniger reden als sonst oder Konzentrationsstörungen. Oft sind solche Anzeichen ganz spezifisch für jeden Patienten. Haben Sie solche Anzeichen bei sich erlebt? (Wie war das bei den anderen Episoden?)“

Beispiel

Ein Patient berichtet über den Beginn der ersten Episode:

„Plötzlich war die Situation da, daß ich Durchblickgefühle kriegte, kombiniert mit Angst. Auslöser war, daß ich ein paar interessante Arbeiten in der Firma begonnen hatte und mich mit einem anderen Leiter gestritten hatte, ob ich das überhaupt machen darf oder nicht. Solches Kompetenzgerangel hatte es hin und wieder gegeben, doch diesmal hat mich das so beschäftigt, daß ich 2–3 Nächte kaum schlafen konnte. Ich war dann in einer merkwürdigen Verfassung, daß plötzlich Emotionen durchbrachen und ich sehr beunruhigt war.

Patientenbeispiel

Ich hab ständig über die Firma nachgedacht und plötzlich Zusammenhänge gesehen. Ich dachte, ich verstehe alles – bei einer Größe von 70.000 Mitarbeitern! Am dritten Tag bin ich dann wohl ziemlich wunderlich geworden für meine Kollegen, die meine Frau anriefen und die mich dann nach Hause holte. Ich bin dann am Abend noch zu einem Psychiater gegangen; dem hab ich erzählt, was ich so gemacht habe. Ich konnte noch gut und logisch reden und er hat mich dann beruhigt und ohne Medikamente nach Hause geschickt. Ich sollte erstmal richtig schlafen.

Zu Hause kam es dann zu Ausbrüchen und alles eskalierte. Meine Frau hat viel aushalten müssen, das war ganz gegen meine Art. Meine ganze Umgebung veränderte sich: Gerüche waren mir unheimlich, ich konnte viel intensiver riechen und den normalen Lärm von draußen konnte ich gar nicht ertragen. Wenn einer klopfte, dann dachte ich, der wollte einbrechen. Außerdem dachte ich, ich könnte das Wetter bestimmen, es würde sich nach mir richten. Dann habe ich in Bildern verschlüsselte Schriftzeichen gesehen, so ähnlich wie technische Symbole, die nicht da waren. Ich glaube, da habe ich aber schon Medikamente genommen, so genau kann ich es nicht mehr sagen.

Ach so, und beim 2. Besuch beim Psychiater hab ich mich nicht mehr ins Wartezimmer getraut weil ich dachte, da drin sitzt ein Bekannter aus der Firma, der mich beobachten soll."

Es ist hilfreich, zur Bestimmung von Frühwarnzeichen den Fragebogen „Frühwarnzeichen" zu verwenden (siehe Anhang). Auf der Vorderseite sind Symptome aufgelistet, die in Untersuchungen am häufigsten genannt wurden. Patient und Therapeutin gehen die Liste durch und stellen die 4–5 wichtigsten Frühwarnzeichen zusammen. Diese werden auf der Rückseite eingetragen und zu Beginn der folgenden Sitzungen wird gefragt, ob die Anzeichen aufgetreten sind. Bei dem Beispielfall wären dies: Zunahme von Reizbarkeit, Aggressivität, Schlafstörungen, Größenideen, Wahnstimmung und Geruchshalluzinationen. Außerdem wird erarbeitet, was der Patient tun kann, wenn Frühwarnzeichen auftreten und die Adressen und Telefonnummern der Vertrauensperson, vom behandelnden Nervenarzt und – für Notfälle – die Adresse der nächsten Klinik werden vermerkt.

Beispiel

Notfallmaßnahmen

Maßnahmen beim Auftreten von Frühwarnzeichen. Anschließend wird besprochen, was der Patient tun kann, wenn Frühwarnzeichen auftreten. Ist der Patient auf die Gefahr eines Rückfalls ansprechbar und zu Gegenmaßnahmen bereit, so sollte der erste Schritt sein, mögliche Stressoren zu identifizieren, allein oder in Zusammenarbeit mit der Therapeutin oder einer Vertrauensperson/Angehörigen. Anhand des Problemlöseschemas (s. u.) kann versucht werden, die Ursachen für die Belastung abzubauen und Mittel zur Fortführung der alltäglichen Aktivitäten zu finden.

Stressoren identifizieren

Gleichzeitig sollte der Patient seinen betreuenden Arzt aufsuchen, um eventuell eine Dosiserhöhung einzuleiten. Die jeweiligen Adressen und Telefonnummern sollen auf dem Formblatt eingetragen werden. Wenn tatsächlich eine neue Akuterkrankung droht, läßt diese sich oft durch eine vorübergehende Erhöhung/Wiedereinführung neuroleptischer Medikation verhindern. Nach wenigen Wochen kann man dies wieder rückgängig machen und hat wahrscheinlich damit alle negativen Folgen einer erneuten Akuterkrankung verhindert (es ist günstig, hier die bisherigen Erfahrungen des Patienten anzusprechen). Unabhängig vom Verhalten des Patienten sollte die Therapeutin Kontakt mit dem Arzt aufnehmen und das weitere Vorgehen absprechen.

Eventuell Dosis erhöhen

Kontakt mit behandelndem Arzt aufnehmen

Zur frühzeitigen Erkennung von drohenden Rezidiven kann ein häufigeres Monitoring der Symptomatologie durch die Therapeutin mit Hilfe der BPRS (s. S. 107) hilfreich sein. Klinische Verschlechterungen können so evtl. vor dem Einsetzen von Frühwarnzeichen erkannt werden. Für die aktuelle klinische Praxis erscheint es daher sinnvoll, eine Kombination der vorgestellten Erfassungsmöglichkeiten zu verwenden: Symptombeobachtung mit

Hilfe der BPRS durch Therapeuten, Anwendung eines Frühwarnzeichen-Inventars bei Beginn der Behandlung zur Identifikation möglicher Warnzeichen und für den Verlauf die Ermittlung von wenigen charakteristischen, patientenspezifischen Frühwarnsymptomen.

4.2.3 Gruppenprogramme für spezifische Funktionsbeeinträchtigungen

4.2.3.1 Kognitive Defizite

Therapie kognitiver Defizite IPT

Im deutschsprachigen Raum wurde von Brenner und Mitarbeitern das „Integrierte psychologische Therapieprogramm für schizophrene Patienten" (IPT; Roder et al., 1997) entwickelt, mit dem gezielt die kognitiven und sozialen Defizite schizophrener Patienten verbessert werden sollen. Das Programm wird in Gruppen von 5–7 Patienten meist im stationären Setting durchgeführt und dauert ca. 3 Monate.

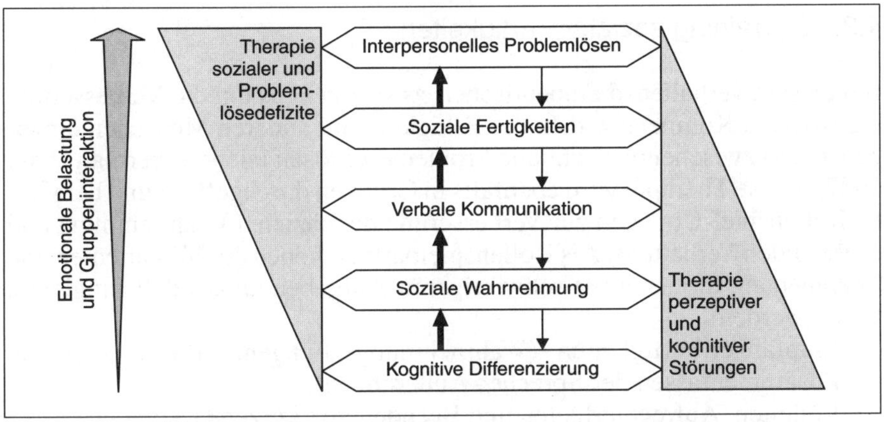

Abbildung 5:
Schematische Darstellung des Integrierten Psychologischen Therapieprogramms
(V. Roder, H. D. Brenner, N. Kienzle & B. Hodel, 1997)
IPT – Integriertes psychologisches Therapieprogramm für schizophrene
Patienten. Weinheim: Psychologie Verlags Union, S. 40)

Das IPT besteht aus fünf Unterprogrammen, wobei zuerst mehr attentional/perzeptive und kognitive Funktionen, später mehr soziale Fertigkeiten geübt werden. Die Schwierigkeit steigt laufend an. Die Komponenten des Programmes sind:

- Training der kognitiven Differenzierung (Konzeptbildung, Abstraktionsfähigkeit, Merkfähigkeit),
- Training der sozialen Wahrnehmung (Reizerkennung, Reizinterpretation, Wahrnehmung und Einschätzung sozialer Situationen),

- Kommunikationstraining (aktives Zuhören, direkte Ansprache von Gefühlen),
- Soziales Verhaltenstraining (Techniken und Inhalten aus Selbstsicherheitstrainings),
- Problemlösetraining (Bewältigung von potentiellen Stressoren).

Die Effektivität des IPT und verwandter Programme wurde durch eine Reihe von Studien belegt, allerdings konnte bisher eine spezifische Wirkung der einzelnen Komponenten nicht nachgewiesen werden.

Einsatz IPT in psychotherapeutischer Praxis

In der psychotherapeutischen Praxis wird es kaum möglich sein, dieses Gruppenprogramm durchzuführen. *Allerdings können viele Übungen bei entsprechender Indikation auch in der Einzeltherapie angewandt werden.* Von daher eignet sich das IPT-Manual besonders gut, um einzelne Komponenten in die Therapie einzubauen, wobei die Therapeutin die Rolle des Übungspartners übernimmt.

4.2.3.2 Training sozialer Fertigkeiten

Bei diesem verhaltenstherapeutischen Ansatz geht es um die Verbesserung der sozialen Kompetenz, d. h. der Fähigkeit, mit anderen Menschen umzugehen und zwischenmenschliche Probleme zu lösen (siehe Liberman et al., 1987). Diese Therapie wird ebenfalls in Gruppen durchgeführt und beinhaltet Rollenspiel-Übungen zur Verbesserung der sozialen Wahrnehmung und des sozialen Verhaltens. Als Rollenspielpartner dienen die Mitpatienten und Therapeuten, die auch bei schwierigeren Aufgaben als Modell fungieren. Geübt werden:
- Empfänger-Fertigkeiten (Wahrnehmungsübungen, aktives Zuhören, Zusammenfassen der Sprecher-Äußerungen),
- Einleiten, Aufrechterhalten und Beenden von kurzen Gesprächen,
- Ausdrücken positiver Gefühle wie Lob und Anerkennung,
- Ausdrücken negativer Gefühle,
- Einstehen für die eigenen Rechte und Zurückweisen ungerechtfertigter Forderungen,
- Problemlösetraining.

Einsatz in psychotherapeutischer Praxis

Auch für dieses Vorgehen liegen deutlich Effektivitätsnachweise vor. Ähnlich wie beim IPT wird es in der psychotherapeutischen Praxis kaum möglich sein, diese Gruppenprogramme durchzuführen. Viele Übungen können bei entsprechender Indikation auch in der Einzeltherapie angewandt werden (siehe das ATP von Ullrich & Ullrich, 1987) für entsprechende Übungen). In diesem Fall übernimmt die Therapeutin die Aufgaben des Rollenspielpartners.

4.2.4 Therapie von Wahn und Halluzination

Auch unter medikamentöser Behandlung leiden manche Patienten unter chronischen Wahnvorstellungen und Halluzinationen. In letzter Zeit wurden eine Reihe von kognitiv-verhaltenstherapeutischen Techniken (z. B. Problemlösetrainings, Entwicklung spezifischer Bewältigungsmaßnahmen) zur Reduktion dieser chronischen Symptome entwickelt, deren Effektivität allerdings noch in zukünftigen Studien überprüft werden muß.

Bei *persistierender akustischer Halluzination* können z. B. mit dem Patienten Ablenkungstechniken in Kombination mit beruhigenden Selbstkommentaren geübt werden. Bei *paranoiden Tendenzen* und *chronischen Wahnvorstellungen* können z. B. eingesetzt werden: Diskriminationslernen von Wahrnehmung und Interpretation, sokratischer Dialog zur Infragestellung eigener Annahmen, Entwicklung von Alternativhypothesen, Realitätsprüfungen und Umstruktierung des Denkens hinsichtlich der Verhaltenskonsequenzen und der persönlichen Zielsetzungen.

Anders als bei Angststörungen, Zwangsstörungen oder Depression ergibt sich aus der Diagnose Schizophrenie keine prototypische Behandlungsempfehlung, dazu ist die Symptomatik zu vielgestaltig und die Störung zu komplex. Im Rahmen dieses Bandes kann daher für die Therapieplanung und -durchführung nur auf die Literatur verwiesen werden, so für den deutschen Sprachraum auf Herrlich (1996). Speziell für die Therapie medikamentenresistenter Wahnvorstellungen und Halluzinationen finden sich sehr gute Therapieanregungen bei Chadwick, Birchwood und Trower (1996).

4.2.5 Psychoedukative Familienprogramme zur Rückfallprophylaxe

In den letzten Jahren sind eine Reihe von psychoedukativen Therapieprogrammen für Familien mit einem schizophrenen Patienten entwickelt worden, die alle vom Vulnerabilitäts-Streß-Modell ausgehen und die Ergebnisse der EE-Forschung berücksichtigen. Diese Programme unterscheiden sich in formalen Aspekten, vor allem in dem Ausmaß direkter Beteiligung des Patienten an den Familiensitzungen und in der Durchführung, d. h. ob mit einzelnen Familien unter Einschluß des Patienten oder mit Angehörigengruppen gearbeitet wird.

Komponenten psychoedukativer Familienprogramme
a) Neuroleptikatherapie. Die Patienten werden neuroleptisch behandelt.
b) Information. Die Familien werden über den heutigen Kenntnisstand zu Schizophrenie und über die Behandlungsmöglichkeiten einschließlich der Medikation ausführlich aufgeklärt (deshalb auch der Begriff psychoedukativ).
c) Das therapeutische Vorgehen zielt darauf ab, Kritik und emotionales Überengagement der Angehörigen, aber auch Fehlverhalten der Patienten, abzubauen.
d) Die Therapie orientiert sich an aktuellen Familienproblemen und versucht, konkrete Lösungen zu finden.
e) Insgesamt wird den Familien „Hilfe zur Selbsthilfe" vermittelt.
f) Die Maßnahmen richten sich nicht nur auf die Probleme des Patienten, sondern es wird versucht, die Lebensqualität der gesamten Familie zu verbessern.

4.2.6 Verhaltenstherapeutische Familienbetreuung bei Schizophrenen

Der von Falloon, Boyd und McGill (1984) entwickelte Therapieansatz stellt eine an die speziellen Bedürfnisse schizophrener Patienten und ihrer Familien angepaßte Version verhaltenstherapeutischer Familienbetreuung dar. Zentrale Komponenten dieser therapeutischen Richtung, die sich bei verschiedenen psychopathologischen Störungen und vor allem auch im Bereich der Prävention und Behandlung gestörter Partnerschaftsbeziehungen vielfach bewährt hat, sind ein gezieltes Training von Kommunikationsfertigkeiten und ein Training effektiver Problemlösegespräche, die sich auf eine umfassende Diagnostik der beteiligten Familienmitglieder stützen.

Die meisten Probleme, die sich bei der Nachbetreuung schizophrener Patienten im Anschluß an eine akute Manifestation stellen, können mit Hilfe gemeinsamer Problemlöseversuche von Patient und Angehörigen gut bewältigt werden. Es gibt daneben aber auch bestimmte individuelle Probleme des Patienten wie z. B. persistierende psychotische, Angst- oder depressive Symptome, die zusätzliche einzeltherapeutische Interventionen erfordern (s. o.). Das therapeutische Vorgehen ist ausführlich bei Hahlweg, Dürr und Müller (1995) dargestellt.

Therapiemanual

Das Vorgehen soll hier ausführlicher dargestellt werden, da sich viele Komponenten der Familienbetreuung auch im Rahmen einer Einzeltherapie einsetzen lassen, dies im Sinne eines handlungsorientierten Vorgehens mit aktivem, rollenspielorientierten Übungen. Darüber hinaus hat sich die psychoedukative Familienbetreuung als hochwirksame Methode zur Rückfallprophylaxe erwiesen.

Verhaltenstherapeutische Familienbetreuung Komponenten
– Neuroleptikamedikation, – Diagnostik, Analyse familiärer Konflikte und Belastungen, – Informationen über Schizophrenie und Medikation, – Kommunikationstraining (direkter Ausdruck positiver und negativer Gefühle, aktives Zuhören), – Problemlösetraining, – bei Bedarf: Einzeltherapie.

Die Familienbetreuung sollte als *ambulante Nachbetreuung* durchgeführt werden und sich – wenn möglich – an die stationäre Behandlung anschließen, wobei die Diagnostikphase schon während des Klinikaufenthaltes begonnen werden kann. Sollte aus organisatorischen oder anderen Gründen eine Anschlußbehandlung nicht möglich sein, kann aber auch zu einem anderen Zeitpunkt mit der Familienbetreuung begonnen werden.

Voraussetzungen für Familienbetreuung

Der Patient sollte so symptomfrei sein, daß er in der Lage ist, ca. 45 Minuten konzentriert mitzuarbeiten. Die Medikation sollte optimal eingestellt und der Patient compliant sein. Wie in Kapitel 2 geschildert ist es aus praktischen und klinischen Gründen nicht notwendig, den EE-Status der Familienangehörigen zu bestimmen. Die Familienbetreuung wird deshalb für hoch und niedrig EE-Familien angeboten.

Hausbesuche

Die Familienbetreuung kann von jeweils einem Therapeuten mit einer Familie, im Regelfall mit Mutter, Vater und Patient, durchgeführt werden. Während Falloon et al. empfehlen, alle Sitzungen im Haushalt der Familie durchzuführen, erscheint in der Bundesrepublik dieses Vorgehen aus Kostengründen nicht möglich zu sein. Hausbesuche sind aber sehr sinnvoll, da sie zum einen den Therapeuten besser über die häuslichen Gegebenheiten informieren und zum anderen die Generalisierung des neu zu Lernenden auf die häusliche Umgebung erleichtern. Es ist daher sehr zu empfehlen, ca. jede 4. Sitzung im Haushalt der Familie durchzuführen.

Dauer

Die Dauer beträgt ca. 25 Sitzungen innerhalb des ersten Jahres, wobei die Sitzungsanzahl und Frequenz den individuellen Erfordernissen jeder Familie angepaßt wird. In den ersten drei Monaten werden üblicherweise wöchentliche Sitzungen vereinbart, danach Sitzungen in zwei oder mehrwöchigem Abstand. Etwa nach 6 Monaten reicht es in den meisten Fällen aus, wenn monatliche Sitzungen vereinbart werden. Die Betreuung sollte zumindest auf einen 2-Jahres-Zeitraum angelegt sein und für die Familie die Möglichkeit bieten, in Krisenfällen schnell eine außerplanmäßige Sitzung vereinbaren zu können.

Kooperation mit Nervenarzt notwendig

Wird die Familienbetreuung von Diplom-Psychologen durchgeführt, so ist unbedingt die Kooperation mit einem Psychiater sicherzustellen, der für die Neuroleptikatherapie verantwortlich ist und mit dem generellen Vorgehen und den Zielen der Familienbetreuung vertraut ist. Nur so kann eine optimale Betreuung des Patienten sichergestellt werden. Während der Behandlung sollte möglichst regelmäßig eine gegenseitige Rückmeldung über den Stand der Therapien erfolgen, wichtig vor allem bei sich abzeichnenden Verschlechterungen.

4.2.6.1 Diagnostik und Informationsvermittlung

Diagnostik

Wichtig ist eine genaue Diagnoseerstellung. Wie in Kapitel 3 dargestellt bietet sich an, die ICD-10-Kriterien zu verwenden. In Einzelgesprächen mit den wesentlichen Familienangehörigen und dem Patienten werden die Krankheitsentwicklung und die bestehenden familiären Probleme erarbeitet sowie Kommunikationsdefizite und Stärken der Beteiligten analysiert (s. Kap. 3.5). Weiterhin sollen spezifische Ziele für jeden Beteiligten festgelegt werden. Zu Beginn der Familienbetreuung werden Information über Schizophrenie und Neuroleptika gegeben, wie in Kap. 4.2.1 dargestellt und patientenspezifische *Frühwarnzeichen* ermittelt, deren Auftreten zu Beginn jeder Familiensitzung abgefragt wird (s. Kap. 4.2.1.3).

Ziele

4.2.6.2 Kommunikationstraining

In den folgenden 3–4 Sitzungen werden Kommunikationsfertigkeiten vermittelt, die die Voraussetzung für die spätere Problemlösung schaffen. In Rollenspielen wird geübt, wie positive und negative Gefühle angemessen ausgedrückt und angenommen werden können und wie der Wunsch nach Verhaltensänderung adäquat vorgetragen werden kann. Zu jedem Übungsteil werden Hausaufgaben gestellt und schriftliche Materialien ausgegeben.

4.2.6.2.1 Spezifisches Ausdrücken positiver Gefühle

Mit diesem ersten Übungsabschnitt werden mehrere Ziele verfolgt: Die beginnenden Versuche der Familie, neue Kommunikationsformen einzuüben, werden durch den Ausdruck positiver Gefühle erleichtert, denn diese werden – im Gegensatz zu negativen Gefühlen – nicht als bedrohlich erlebt. Die gegenseitige Mitteilung positiver Gefühle hat für den jeweils Angesprochenen belohnenden Charakter und erhöht die Motivation zum gemeinsamen Training. Schließlich dient die Übung – neben dem Lernziel, sich direkt zu äußern – der Sensibilisierung jedes einzelnen für die positiven Aspekte

Ziele

des Zusammmenlebens, die oft durch die Probleme und Schwierigkeiten in den Hintergrund gedrängt worden sind.

Mit Hilfe kurzer, einfacher Regeln übt jeder Familienangehörige nacheinander die Äußerung eines positiven Gefühls. Dabei kommt es darauf an, von der eigenen Person zu sprechen, indem das Wort „Ich" gebraucht wird, das positive Gefühl möglichst klar zu benennen und sich dabei auf das konkrete Verhalten des Ansprechpartners zu beziehen. Es wird darauf geachtet, daß das nichtverbale Verhalten in Form von Blickkontakt, Tonfall und zugewandter Körperhaltung mit der Äußerung übereinstimmt.

Übungen

Regeln Positive Gefühle äußern
– Den Gesprächspartner anschauen. – Ihm genau beschreiben, was mir gefallen hat. – Ihm sagen, wie ich mich dabei gefühlt habe.

In der Sitzung werden alle Familienmitglieder nacheinander aufgefordert, ein Beispiel für positive Gefühle zu finden und zu üben, jeder sollte mindestens einmal als Sprecher und als Empfänger agieren.

4.2.6.2.2 Konstruktives Mitteilen von Wünschen

Wünsche äußern, Bitten

In der nächsten Sitzung steht das Äußern von Wünschen im Mittelpunkt. Häufig wird der Wunsch eines Familienmitgliedes A, ein anderes Familienmitglied B möge sein Verhalten ändern, entweder gar nicht oder aber in Form von Forderungen bzw. Anschuldigungen ausgesprochen. Dies ruft meist Reaktanz hervor mit der Folge, daß der Wunsch nicht erfüllt wird, was dann den Ärger, die Enttäuschung oder die Hoffnungslosigkeit von A steigert. Häufig ist auch die Situation, daß A meint, der andere müsse doch wissen, was er zu seiner, A's, Unterstützung tun muß – was B ihm aber nicht von den Augen ablesen kann. Ergebnis sind wiederum verstärkte negative Gefühle in der spezifischen Situation. Allgemein versucht die Therapeutin also, ungünstige Kommunikationsstile wie Vorwürfe, Drohungen und destruktive Kritik, die oft in fruchtlose Auseinandersetzungen münden, durch das spezifische Äußern von Bitten zu ersetzen. Sie zeigt zunächst anhand von Beispielen die Wirkung negativer Wunschäußerungen auf und übt dann eine konstruktive Form des Bittens, die folgende Regeln beinhaltet:

Ziele

Regeln Wünsche äußern
– Den Gesprächspartner anschauen. – Ihm genau beschreiben, worum ich ihn bitte. – Ihm sagen, wie ich mich dann fühle.

Günstig ist es, eine Bitte mit den Worten „*Ich würde mich freuen, wenn ...*", „*Es wäre mir eine große Hilfe, wenn Du ...*"; oder „*Es würde mich sehr entlasten, wenn ...*" zu beginnen.

4.2.6.2.3 Spezifisches Ausdrücken negativer Gefühle

Vor dem Hintergrund der EE-Variablen „Kritik" und „Emotionales Überengagement" erhält der Ausdruck negativer Gefühle einen besonderen Stellenwert. Die mangelnde Fähigkeit, ein im Zusammenleben entstehendes negatives Gefühl angemessen auszudrücken, führt zu spannungsreichen, feindseligen Auseinandersetzungen. Meist haben sich bereits eine Reihe von ärgerlichen Situationen angesammelt und die emotionale Geladenheit ist immer größer geworden, bis sich die Spannung im einem Streit entlädt, der von negativen Eskalationszirkeln gekennzeichnet ist. In einem solchen Fall führen die gegenseitigen Beschuldigungen und Angriffe meist nicht zu einem Abbau von Spannungen, sondern verschärfen sie über die Zeit noch.

Ziele

Krach und Streit können zwar manchmal die Atmosphäre bereinigen und Probleme ans Licht bringen, die lange nicht angesprochen wurden. Für eine langfristige Lösung der Probleme ist es aber notwendig, die negativen Gefühle angemessen auszudrücken, damit der Gesprächspartner bereiter wird, an einer Änderung mitzuwirken.

Vermeidung

Eine andere Folge der mangelnden Fähigkeit, negative Gefühle direkt anzusprechen, kann sein, daß das Vermeidungsverhalten überwiegt und negative Gefühle nach Möglichkeit nicht beachtet werden. Es entsteht ein Ungleichgewicht in der emotionalen Beziehung und eine Kompensation durch besondere Überfürsorglichkeit. Besonders für *hoch-EOI-Angehörige*, die zur Vermeidung negativer Gefühle tendieren, ist es eine wichtige Erfahrung, daß negative Gefühle wahrgenommen und ausgesprochen werden können, ohne daß die Beziehung zu sehr bedroht oder beeinträchtigt wird.

Als Elemente des spezifischen Mitteilens von negativen Gefühlen vermittelt die Therapeutin den Familienmitgliedern folgende Regeln:

Regeln Negative Gefühle äußern
– Den Gesprächspartner anschauen, fest und bestimmt sprechen. – Ihm/ihr genau beschreiben, was mir mißfallen hat. – Ihm/ihr sagen, was ich dabei gefühlt habe. – Ihm/ihr einen Vorschlag machen, wie er/sie dies in Zukunft vermeiden könnte.

Die Zusatzregel: *mit fester und bestimmter Stimme sprechen* wurde eingeführt, um auf die Notwendigkeit hinzuweisen, beim Ausdruck negativer

Gefühle auf die Kongruenz von verbalem und nichtverbalem Verhalten zu achten. Ist die Person ärgerlich, dann soll dies auch an der Stimme erkennbar sein; „*Ich bin sauer*“ mit gleichzeitigem Lächeln führt zu Unsicherheit auf seiten des Zuhörers. Gerade bei schizophrenen Patienten ist aber ein kongruenter, klarer Sprachstil wichtig.

Kongruenz Verbales-nonverbales Verhalten

4.2.6.2.4 Aktives Zuhören

In der letzten Sitzung des Kommunikationstrainings geht die Therapeutin auf die Rolle des Zuhörers ein und trainiert die Familienmitglieder darin, auf den Gesprächspartner empathisch einzugehen und unklare oder widersprüchliche Botschaften zu klären. Sie fokussiert dabei auf vier Fertigkeiten:

Regeln Aktives Zuhören
– Den Sprecher anschauen. – Ihm *aufnehmend* zuhören, d. h. durch nonverbale Signale wie Kopfnicken oder paraverbale Signale wie „*ja*“, „*aha*“ oder „*mhm*“ Aufmerksamkeit zu bekunden. – Bei Unklarheiten nachfragen. – Das Gehörte zurückmelden.

Mit diesen Zuhörerfertigkeiten wird dem Sprecher vermittelt, daß das Gesagte tatsächlich aufgenommen wird und an seiner Meinung Interesse besteht. Mißverständnisse können durch Nachfragen geklärt werden; zum anderen übt der Zuhörer, sich zu konzentrieren und eigene Äußerungen so lange zurückzuhalten, bis er dran ist und die Sprecher- und Zuhörerrollen wechseln. Das aktive Zuhören ist für den Problemlöseprozeß wesentlich, in dem alle Teilnehmer zum Problem Stellung nehmen sollen, dies aber erst, nachdem sie die Äußerungen des vorangehenden Sprechers zusammengefaßt und geklärt haben.

Zur Vermeidung von negativen Eskalationen kommt dem *Aktiven Zuhören* eine ganz entscheidende Rolle zu: Durch die Regel, zuerst die Äußerung des Sprechers zusammenzufassen, wird das Gespräch gebremst, und sofortige Reaktionen wie Gegenkritik, Rechtfertigungen oder Ablehnungen werden vermieden.

Entscheidende Rolle des aktiven Zuhörens

4.2.6.2.5 Therapeutenverhalten

Beim Training der Kommunikationsfertigkeiten achtet die Therapeutin vor allem darauf, daß die Familienmitglieder neben den verbalen auch die dazugehörigen nonverbalen Verhaltensaspekte schrittweise erlernen, und setzt dazu eine Reihe verhaltenstherapeutischer Techniken ein:

Didaktik

Auf eine didaktische Einführung mit Hilfe von Schaubildern und Handzetteln folgen praktische Übungen in Form von Rollenspielen, die idealerweise aktuelle Inhalte des Familienlebens aufgreifen, indem sie sich z.B. an destruktive Äußerungen in der Sitzung anschließen oder Situationen aus dem täglichen Umgang miteinander beinhalten.

Übungen anregen, strukturieren

Diese Initiierung von Verhaltensübungen ist oft nicht einfach, da sich die Familienmitglieder manchmal scheuen, zu handeln. Die Therapeutin läßt sich die Situation schildern und veranlaßt dann die Familienmitglieder zu einer Wiederholung der Situation. Dabei sollen sie die entsprechenden Kommunikationsregeln einhalten. Die Rollenspielsituationen werden so strukturiert, daß die Rollen und Lernziele jedes Beteiligten klar und verständlich werden. Die Instruktionen sollen kurz und verständlich sein und beschreiben, was die Person tun soll und nicht, was sie nicht tun soll!

Coaching

Soufflieren

Unmittelbar verstärken

Während des Rollenspiels gibt die Therapeutin gezielte Hilfestellungen (coaching), und zwar zum einen in Form direkter Instruktionen („*Fragen Sie Ihren Sohn, welche konkrete Situation er meint.*“), zum anderen durch kurze Hinweise während der Übungen, wie etwa „*lauter sprechen*“, „*Wie geht es Ihnen dabei?*“ (Soufflieren, prompting). Beim Soufflieren wird mit leiser Stimme gesprochen, um den Gesprächsfluß nicht zu unterbrechen. Ziel ist, daß die Familienmitglieder den Hinweis sofort aufgreifen und in ihre Äußerungen einbauen. Beachten die Beteiligten die erwünschten Regeln, verstärkt sie dies unmittelbar während des Gespräches (*mmh*, „*gut*“, Kopfnicken). Lassen sich mit diesen Mitteln ungünstige Verläufe nicht ändern, bricht die Therapeutin das Rollenspiel ab (Schnitt) und versucht mit erneuter spezifischer Instruktion, dem Rollenspiel eine andere Wendung zu geben.

Therapeutin als Modell

Ein weiteres therapeutisches Mittel, vor allem wenn ein Familienmitglied große Schwierigkeiten bei der Umsetzung der jeweiligen Regeln hat, besteht darin, daß die Therapeutin die anvisierten Verhaltensaspekte demonstriert (modeling). Als Modell für angemessene Kommunikation greift sie außerdem selbst bei jeder Gelegenheit auf die Kommunikationsfertigkeiten zurück, die sie den Familienmitgliedern beibringen will.

Positive Rückmeldung

Kompetenz aufbauen

Nach dem Rollenspiel läßt sie dem Rollenspieler spezifische positive Rückmeldungen zukommen, die sie in der Familie initiiert, indem sie einen Angehörigen dazu auffordert und/oder sie selbst gibt. Zum Abschluß jedes Rollenspiels verstärkt sie die positiven Verhaltensaspekte in zusammenfassender Form und baut so allmählich die angestrebte Kompetenz auf (shaping). Damit demonstriert sie den Familien, wie man Verhalten durch konsequente Nutzung sozialer Verstärkung beeinflussen kann.

Um zu gewährleisten, daß die in den Sitzungen gelernten Fertigkeiten auch auf den häuslichen Alltag generalisiert werden, erteilt die Therapeutin regelmäßig Hausaufgaben, d. h. sie bittet die Familienmitglieder, die Übungen bis zum nächsten Termin in eigener Regie fortzusetzen.

Hausaufgaben

In die familiären Beziehungs- und Konfliktmuster mischt sich die Therapeutin möglichst wenig ein; sie schenkt den von den Teilnehmern vorgebrachten Inhalten kaum Beachtung und konzentriert sich fast ausschließlich auf den Interaktionsprozeß. Langfristig versucht sie, die Familienmitglieder dahin zu bringen, daß sie positive und negative Gefühle in kompetenter – d. h. spezifischer und konstruktiver – Weise und bei der passenden Gelegenheit austauschen. Sobald sie ein ausreichendes Stück auf diesem Weg zurückgelegt hat, geht die Therapeutin gezielt das effektive Lösen von Problemen im gemeinsamen Gespräch an.

Prozeßorientierung

4.2.6.3 Problemlösetraining

Durch konsequente Anwendung der Kommunikationsregeln lassen sich viele problematische Situationen meistern, die sonst zu belastenden Auseinandersetzungen führen würden. Die Bewältigung länger andauernder, tiefgehender Konflikte oder überraschend eintretender, streßreicher Lebensereignisse verlangt der Familie jedoch weitergehende Fertigkeiten ab, wenn es nicht zum Scheitern, in der Folge zu Belastungen für alle Beteiligten und damit letztlich zu einer Zunahme des Rezidivrisikos kommen soll.

Von der 7. oder 8. Sitzung an werden daher während der Sitzung Problemlösegespräche mit der Familie geführt, die diese zwischen den Treffen zu Hause im Rahmen der *Familiensitzungen* eigenständig weiterführen sollen.

Hilfe zur Selbsthilfe

Im familiären Zusammenleben – insbesondere wenn es durch psychische oder physische Krankheit belastet wird – sind immer dann Problemgespräche notwendig, wenn unterschiedliche Wünsche und Meinungen aufeinandertreffen. Dies ist einerseits mit negativen Gefühlen wie Ärger, Enttäuschung oder Sorgen verbunden, andererseits müssen trotz unterschiedlicher Bedürfnisse Entscheidungen getroffen werden, von denen jeder einzelne betroffen ist (die Entscheidung, nichts zu tun, ist auch eine Entscheidung!). Mit Hilfe des Problemlöseansatzes lernt die Familie, daß für die meisten Konflikte Lösungen gefunden werden können, die jedem Beteiligten in bestmöglicher Weise gerecht werden.

Kompromisse finden

Den Inhalt der Problemlösegespräche bilden die in den Einzelsitzungen angesprochenen oder in der Zwischenzeit neu entstandenen Themen und Konfliktsituationen. Erklärtes Ziel ist die gemeinsame Bewältigung von Problemen. Die Themen beschränken sich nicht auf Schwierigkeiten, die in unmittelbarem Zusammenhang mit der Symptomatik des Patienten entstanden sind, auch wenn diese zu Beginn der Familienbetreuung oft ganz im

Inhalt

Vordergrund stehen. Im Verlauf der Konfliktgespräche werden meist auch solche Aspekte des Problems deutlich, die – relativ unabhängig vom Symptomverhalten des Patienten – eigene Schwierigkeiten der Angehörigen beinhalten; dies können zum Beispiel Ehekonflikte zwischen den Eltern des Patienten sein oder auch Schwierigkeiten einer Mutter, ihre eigenen Bedürfnisse klar gegenüber der Tochter abzugrenzen.

Auch Probleme von Angehörigen beachten

Ziele

Neben dem Ziel, für bestehende Probleme wie zum Beispiel die Ausbildung des Patienten oder die Übernahme von Aufgaben im Haushalt, gemeinsam inhaltliche Lösungen zu finden, besteht das Hauptziel des Problemlösetrainings darin, eine Gesprächsstruktur zu erlernen, die – vom Inhalt weitgehend unabhängig – alle Beteiligten dazu befähigt, ein konstruktives, zielgerichtetes Konfliktgespräch zu führen, das sechs Schritte umfaßt (siehe Anhang „Problemlösebogen“).

Fallbeispiel

Das Vorgehen soll anhand des Problemlösegespräches der Familie F. verdeutlicht werden. Vorbemerkung zur Familiensituation: Der 23jährige Patient wohnt im Haus der Eltern, ist zur Zeit arbeitslos und bereitet sich auf eine Umschulung vor. Der Vater arbeitet tagsüber außer Haus, die Mutter ist Hausfrau. Ein 2 Jahre jüngerer Bruder des Patienten studiert und lebt ebenfalls im Elternhaus (er nimmt nicht an der Familienbetreuung teil). Ein immer wiederkehrendes Konfliktthema in der Familie ist, daß der Patient sich zu wenig an Tätigkeiten im Haus und im Garten beteiligt.

Das Thema des Problemgesprächs in der 10. Sitzung war: Die Eltern wollen nach einigen Jahren zum erstenmal wieder in Urlaub fahren; können sie den Patienten, das Haus und den Garten allein überlassen?

1. Schritt: Um welches Problem geht es?

Problemsicht jedes Beteiligten erarbeiten

In diesem ersten Schritt hat jedes Familienmitglied Gelegenheit, die für ihn wichtigen Aspekte des Problems zu beschreiben. Die Therapeutin achtet darauf, daß von den Kommunikationsfertigkeiten Gebrauch gemacht wird: Um welches konkrete Verhalten geht es? Welche Bedeutung hat das Problem für das Familienmitglied? Welche Gefühle sind damit verbunden? Eine ausführliche Aussprache darüber, worin das Problem aus Sicht jedes einzelnen besteht, macht die jeweilige Beteiligung der verschiedenen Personen deutlich. Je klarer die unterschiedlichen Aspekte des Problems angesprochen werden, um so besser werden Wege und Richtungen erkennbar, die zu Lösungen führen können.

Aktives Zuhören

Um dieses Ziel zu erreichen, müssen unbedingt die Fertigkeiten des „aktiven Zuhörens“ eingesetzt werden. Das bedeutet konkret, daß die Zuhörer nach jeder Schilderung diese zunächst zusammenfassen und bei Unsicherheiten nachfragen müssen, bevor sie eine Antwort geben. Es besteht sonst allzu leicht die Gefahr, daß das Gespräch in gegenseitige Beschuldigungen und Kritik abgleitet.

Zum Schluß wird das Gesagte gemeinsam zu einer möglichst prägnanten Problemdefinition zusammengefaßt. Das Ergebnis des ersten Schritts wird von einem Familienmitglied schriftlich festgehalten, dieser „Protokollführer“ wird zu Beginn bestimmt. Bei der Formulierung muß darauf geachtet werden, daß das Problem spezifisch beschrieben werden kann. Dieser Schritt ist meist der längste und kann im Einzelfall auch zwei Sitzungen in Anspruch nehmen.

Gemeinsame Problemdefinition

Der Vater: Er möchte raus aus seinem Arbeitsalltag, möchte mal wieder mit seiner Frau allein verreisen. Gleichzeitig ist ihm sein Garten sehr wichtig, den er mit großer Sorgfalt pflegt. Er möchte, daß sich der Patient zwei Wochen lang um Haus und Garten kümmert, befürchtet aber, daß der Patient den Garten verkommen läßt. Darüber ärgert er sich und ist enttäuscht, daß der Patient ihm „nicht einmal diesen Gefallen tut“. Auch fürchtet er, daß seine Frau nicht mitfährt, wenn sie nicht beruhigt das Haus verlassen kann.

Beispiel

Der Patient: Er will mit seinem Bruder zusammen zu Hause bleiben, wenn die Eltern verreist sind, hat aber Angst sich um zu viel kümmern zu müssen oder etwas falsch zu machen. Er ist enttäuscht über die Vorwürfe, die er vom Vater beim letztenmal bekommen hat, als der Rasen nicht ordentlich gemäht war. Auch fühlt er sich ungerecht behandelt, wenn er mehr tun muß als sein Bruder, der wegen seines Studiums seltener als er zu Verpflichtungen im Haushalt herangezogen wird.

Die Mutter: Auch sie würde gern mit ihrem Mann verreisen; noch wichtiger ist ihr jedoch, daß es keinen Streit gibt. Sie möchte verhindern, daß sich der Patient ihretwegen überfordert fühlt.

Gemeinsame Problemdefinition: *Wie könnte der Urlaub so verwirklicht werden, daß jeder zu seinem „Recht“ kommt?*

2. Schritt: Lösungsmöglichkeiten sammeln

Während dieser Phase soll jeder mindestens einen Vorschlag machen, worin eine Lösung bestehen könnte. Es werden so viele Ideen und Vorschläge wie möglich gesammelt, und zwar zunächst noch unabhängig davon, inwieweit sie zu verwirklichen sind, und wie sie von jedem bewertet werden. Eine frühzeitige Bewertung der Vorschläge, die meist eng an bisher gemachte und vielleicht fehlgeschlagene Versuche anknüpft, würde die Perspektiven für neue Lösungsversuche erheblich einschränken. Stellt man dagegen eine Bewertung zunächst zurück, so können Ideen hervorgebracht und ausgesprochen werden, die unbelastet sind sowohl von der eigenen zu pessimistischen Beurteilung als auch von der manchmal befürchteten Abwertung durch die anderen (Idee des Brainstorming). Der „Protokollführer“ schreibt alle Vorschläge auf.

Jeden Vorschlag notieren

Keine Bewertung

Beispiel

Als Lösungsmöglichkeiten werden gesammelt:
- Vater verreist und Mutter bleibt zu Hause;
- der Sohn verspricht in die Hand, daß er sich diesmal besser kümmert als beim letztenmal;
- die Nachbarn könnten sich kümmern;
- der Garten soll einfach mal etwas verwildern;
- die Aufgaben werden zwischen beiden Söhnen aufgeteilt;
- der Patient fragt seinen Bruder, wenn ihm etwas nicht klar ist;
- vorher wird genau besprochen, was zu tun ist.

3. Schritt: Lösungsmöglichkeiten diskutieren

Vor- und Nachteile diskutieren

Erst nachdem alle Vorschläge gesammelt wurden, beginnt man mit deren Beurteilung. Dabei äußert sich jedes Familienmitglied kurz zu jedem der Vorschläge und nennt aus eigener Sicht die Vorteile und Nachteile des jeweiligen Lösungsvorschlages.

Der Protokollführer vermerkt dies mit einem + oder – hinter jedem Vorschlag.

Eine systematische Benennung der Vor- und Nachteile trägt dazu bei, die bestehenden Vorurteile abzubauen und die Bewertung der anderen kennenzulernen.

Bei der bewertenden Diskussion der Lösungsmöglichkeiten werden neben persönlichen Einstellungen, Meinungen und Wünschen auch die Aspekte der Durchführbarkeit berücksichtigt. So wird zum Beispiel zwischen längerfristigen Lösungen und solchen, die sofort umsetzbar sind, unterschieden. Ein Problembereich und die dafür vorgeschlagenen Lösungen können dabei in Teillösungen aufgegliedert werden. Oft lassen sich auch mehrere Teillösungen in einem Lösungsweg integrieren.

Beispiel

Keiner der Vorschläge wird von vornherein abgelehnt, sondern alle äußern sich nacheinander zu den Vor- und Nachteilen jedes Vorschlags:

So möchte der Vater nicht allein verreisen, denn er fühlt sich in letzter Zeit etwas vernachlässigt und möchte wieder mehr Zeit mit seiner Frau verbringen. Dafür ist er bereit, es mit dem Garten nicht ganz so genau zu nehmen.

Aus den bewertenden Stellungnahmen des Patienten geht hervor, daß das größte Hindernis für ihn darin besteht, seine Aufgabe nicht genau zu kennen und deshalb Angst hat, später kritisiert zu werden. Er kann nichts versprechen, was er sich nicht richtig zutraut. Einen Vorteil sieht er jedoch darin, daß er seine Selbständigkeit vergrößern kann, wenn die Eltern nicht da sind. Einen großen Vorteil verspricht er sich auch davon, daß die Aufgabenteilung mit seinem Bruder gleichberechtigt erfolgt.

Jetzt, da sich Lösungswege abzeichnen, bewertet auch die Mutter ihren Wunsch, mal wegzufahren, sehr viel höher als am Anfang des Gesprächs. Ihrem Sohn einige Aufgaben zu übertragen, würde sie entlasten und ihre Sorge um seine Selbständigkeit verringern.

4. Schritt: Beste Lösungsmöglichkeit(en) auswählen

Aus der gründlichen Diskussion aller Vorschläge resultiert nun die Entscheidung der Familie für einen oder auch mehrere Lösungswege. In Frage kommen nur Vorschläge, die von keinem Familienmitglied völlig abgelehnt wurden. In der Regel werden dies Vorschläge sein, die am meisten Plus-Zeichen erhalten haben. Sofort umsetzbare Lösungsvorschläge werden gegenüber längerfristigen angelegten bevorzugt, leichtere gegenüber schwierigeren. Und natürlich wird die Relevanz des Vorgehens für die Problemsituation bei der Entscheidung berücksichtigt. Wenn gegensätzliche Vorstellungen oder Interessen in bezug auf die Lösung eines Problems bestehen, ist es günstig, Kompromisse anzustreben, bei denen jeder dem anderen ein Stück entgegen kommt.

Beispiel

Nach den einzelnen Bewertungen schieden folgende Lösungsvorschläge aus: Vater verreist allein; Patient muß ein Versprechen abgeben; die Nachbarn zu Hilfe holen. Seinen Bruder wollte der Patient nur im Notfall um Rat fragen. Bei den übrigen Vorschlägen überwogen die Vorteile, vor allem dann, wenn die Einzelheiten vorher gut besprochen würden.

5. Schritt: Überlegen, wie die beste Lösungsmöglichkeit in die Tat umgesetzt werden kann

Schritte konkret festlegen

Hier werden die einzelnen Handlungsschritte konkret festgelegt: Welches Verhalten beinhaltet der Lösungsvorschlag? Wer übernimmt dabei welche Aufgabe? Sind noch bestimmte Dinge zu klären oder zu tun, bevor mit der Durchführung begonnen werden kann? (z. B. Informationen bei Ämtern einholen, Kinoprogramm besorgen, Öffnungszeiten erfragen etc.). Welche Hindernisse könnten auftreten, und wie soll damit umgegangen werden? Die „Operationalisierung" des geplanten Lösungsweges ist die wichtigste Voraussetzung für den Erfolg.

Die spezifischen Verhaltensschritte werden für jede Person schriftlich festgehalten, nach Möglichkeit auf bestimmte Tage und in einer bestimmten Reihenfolge festgelegt.

Beispiel

Tätigkeiten, die in Abwesenheit der Eltern zu erledigen sind, sollten konkret gesammelt und aufgelistet werden (Lebensmittel und Getränke abstimmen und einkaufen, sauber machen, Rasen mähen, Pflanzen gießen etc.). In einem gemeinsamen Gespräch zusammen mit dem Bruder des Patienten sollten die Tätigkeiten durchgesprochen, Fragen geklärt, Wichtiges von

Unwichtigem getrennt und schließlich in ihrer Aufteilung zwischen den Brüdern festgelegt werden.

6. Schritt: Überprüfen, ob die Schritte eingehalten wurden.
Lobe jeden Versuch!

Lobe jeden Versuch

Dieser letzte Schritt erfolgt, nachdem der Lösungsversuch unternommen wurde. In einer rückblickenden Analyse wird besprochen, inwieweit die geplanten Schritte praktikabel und erfolgreich waren. Aufgetretene Schwierigkeiten werden eingehend diskutiert, und man versucht, alternative Lösungen dafür zu finden.

Bei der nachträglichen Bewertung des Lösungsweges muß der Erfolg besonders darin gesehen werden, daß entsprechende Versuche gemacht wurden. Die Familie lernt, das gegenseitige Bemühen um eine Lösung anzuerkennen und diese Anerkennung nicht vom perfekten Gelingen abhängig zu machen. Nur so wird jeder einzelne ermutigt und in seiner Bereitschaft zu weiteren Versuchen bestärkt.

Beispiel

Insgesamt klappte alles gut. Die im Urlaub gewonnene Entspannung machte es Vater und Mutter leichter, über Einzelheiten im Garten und im Haus, die nicht „perfekt" gelaufen waren, hinwegzusehen und sich beiden Söhnen gegenüber sehr froh und zufrieden zu äußern. Das Gefühl des Patienten, gegenüber seinem Bruder benachteiligt zu sein, konnte in der Zeit der Abwesenheit der Eltern dadurch etwas reduziert werden, daß beide häufiger miteinander sprachen und am Abend ein paarmal zusammen ausgingen. Darüber äußerten sich beide sehr positiv. Die Mutter hatte sich im Urlaub immer wieder überwinden müssen, nicht zu oft zu Hause anzurufen; der Patient war froh, weniger kontrolliert zu werden und fühlte sich zu größerer Eigenständigkeit ermutigt.

Zuerst leichtere Probleme besprechen

Für die Problemlösegespräche hat es sich als günstig erwiesen, wenn die Familie am Anfang möglichst eng umgrenzte Probleme diskutiert; dies können auch Einzelbeispiele aus einem größeren, komplexeren Konfliktbereich sein. Das Erlernen der Problemlösestruktur anhand eines kleinen, gut überschaubaren Problems wird dadurch erleichtert, daß sich hierfür relativ schnell konkrete Handlungsperspektiven entwickeln lassen, daß nur wenige vorbereitende Schritte zu Lösung notwendig sind, und daß so mit hoher Wahrscheinlichkeit ein erster Erfolg des Lösungsversuches erreicht wird, der sich auf die Bemühungen der Familie verstärkend auswirkt und zu schwierigeren Konfliktgesprächen ermutigt. Beispiel dafür sind: Freizeitgestaltung, Verteilung von Aufgaben im Haushalt, Planung des Urlaubs oder Einteilung des zur Verfügung stehenden Geldes.

Allerdings: Nicht alle Probleme können mit dem Problemlöseschema erfolgreich angegangen werden. Dann ist es aber meistens schon gewinnbringend, wenn der 1. Schritt deutlich macht, wo die zur Zeit unüberwindlich scheinenden Gegensätze liegen.

4.2.6.4 Abschließende Bemerkungen

Im Verlauf des Problemlösetrainings versucht die Therapeutin so früh wie möglich, die Gesprächsleitung an die Familienmitglieder zu delegieren, um sich im weiteren mehr und mehr zurückzuziehen. In diesem Zusammenhang streckt sie auch die Abstände zwischen den Sitzungen und läßt die Familie als Hausaufgabe Problemlösesitzungen in eigener Regie durchführen. Normalerweise kann sie nach drei Monaten von den anfänglich wöchentlichen Terminen auf 14tägige Kontakte umstellen; nach einem weiteren Vierteljahr genügt es meist, wenn sie die Familie alle drei bis vier Wochen sieht. Allmählich soll sie ganz entbehrlich werden und nur noch in Krisenzeiten, z. B. bei drohenden Rückfällen, zur Verfügung stehen.

Familie aktivieren

Sitzungshäufigkeit

Abschließend ist zu betonen, daß die verschiedenen Phasen der Familienbetreuung nur in Ausnahmefällen scharf voneinander abgegrenzt durchlaufen werden. Normalerweise erstrecken sich die einzelnen Inhalte über die gesamte Familienbetreuung hinweg, wobei die Schwerpunkte entsprechend der skizzierten Reihenfolge wechseln. Beispielsweise finden Diagnostik und Herstellung der therapeutischen Arbeitsbeziehung hauptsächlich in der Anfangsphase statt, aber sie spielen auch später noch eine wichtige Rolle, wenn sich als Folge von Interventionen Veränderungen in der Familie ergeben haben. Ein weiteres Beispiel sind die Problemlösesitzungen, die normalerweise erst im Anschluß an das Kommunikationstraining, im Rahmen von Kriseninterventionen aber auch schon früher eingeführt werden. Das Kommunikationstraining ist mit Abschluß der Trainingsphase meist nicht beendet, sondern setzt sich über die ersten Problemlösegespräche hinweg fort und muß oft auch später noch einmal aufgegriffen werden, z. B. wenn die Familienatmosphäre durch Krisen belastet ist. Trotz dieser Überschneidungen hält die Therapeutin den beschriebenen Ablauf soweit wie möglich ein, da die verschiedenen Komponenten der Familienbetreuung in funktionaler Weise miteinander verbunden sind und eine logisch sinnvolle Abfolge einzelner Teilschritte ergeben.

Therapiephasen sind nicht scharf abzugrenzen

Möglichst Struktur beibehalten

4.2.6.5 Fallbeispiel Herr A.: Therapieverlauf

In Kapitel 3.6 wurde die Behandlung von Herrn A. bis zur Therapiezielbestimmung geschildert. Der Therapieverlauf im Rahmen der Familienbetreuung gestaltete sich wie folgt:

Die Therapie umfaßte 23 Sitzungen. Im ersten Teil der Familienbetreuung, der auf das Thema „Psychotische Erkrankungen und ihre Behandlung“

fokussierte, wurde rasch deutlich, daß Herr A. nicht – wie er gegenüber dem behandelnden Arzt vorgegeben hatte – voll krankheitseinsichtig war, sondern im Gegenteil starke Zweifel und Sorgen hatte, ob seine vermeintlichen Körpergerüche seine Sozialpartner nicht doch belästigen würden. Hier erwies sich als hilfreich, daß die korrigierende Sichtweise der Eltern gegenübergestellt werden konnte, weil dadurch – auch in Verbindung mit dem bisherigen Verlauf und den anderen Krankheitsphänomenen – doch sehr deutlich wurde, daß eine behandlungsbedürftige psychotische Verarbeitung vorgelegen hatte. Das Training zur Erkennung und Bewältigung von Prodromalzeichen wurde von allen Familienmitgliedern als sehr hilfreich beurteilt. Sie waren sich danach sicher, die einer psychotischen Exazerbation vorausgehenden patientenspezifischen Veränderungen zu erkennen und die nötigen Gegenmaßnahmen ergreifen zu können.

Früh-warnzeichen

Kommunikationstraining

Auch das Kommunikationstraining wurde in den Therapiesitzungen von allen Familienmitgliedern gut aufgenommen und umgesetzt. Die als Hausaufgaben vereinbarten häuslichen Übungen wurden jedoch zunächst nicht durchgeführt, da sie – vor allem vom Patienten – als „künstlich" und „nicht echt" empfunden wurden. Durch die positiven Erfahrungen, die die Familienmitglieder in den Sitzungen mit den therapeutischen Rollenspielen machten, und die Klarstellung, daß sie sich auch bei den Übungen im Familienalltag nur auf „echte" Gefühle beziehen sollten, ließ sich diese Schwierigkeit umgehen. Der resultierende Austausch von Gedanken und Gefühlen führte dazu, daß die Eltern ihren Sohn deutlich kontaktoffener erlebten und ihn durch positive Rückmeldungen und aktives Zuhören darin unterstützen, mehr und mehr aus sich herauszugehen.

Schwierigkeit

Problemlösen

Eines der wichtigsten Probleme, die im Problemlösetraining angegangen werden sollten – das kontaktscheue Verhalten von Herrn A. in der Familie – war damit bereits ebenso deutlich gebessert wie die Unsicherheit der Eltern darüber, was in ihrem Sohn vorging und wie sie mit ihm über seine Befindlichkeit sprechen sollten. Auch die Frage, ob er sein Studium fortführen könne oder beenden solle, hatte sich inzwischen geklärt, da Herr A. unter der andauernden niedrig dosierten Medikation die Anforderungen wieder gut bewältigte. Da auch die familiären Beziehungen intakt und größere Konflikte nicht vorhanden waren, konnte das Problemlösetraining darauf beschränkt werden, zunächst anhand relativ banaler Fragen des Familienalltags (Verteilung von Haushaltsaufgaben, gemeinsame Unternehmungen u. ä.) die Struktur des Gesprächsablaufs einzuüben und dann auf die Intensivierung außerfamiliärer Sozialkontakte von Herrn A. anzuwenden. Tatsächlich gelang es Familie A., für dieses Problem eine Reihe konkreter Verbesserungsmöglichkeiten zu erarbeiten und auch umzusetzen, so daß der Patient sich wieder öfter mit Freunden verabredete und an regelmäßigen sportlichen Aktivitäten beteiligte.

Medikation

Acht Monate nach Beginn der Familienbetreuung – als die Familie die Problemlösegespräche praktisch ohne therapeutische Hilfestellung zu führen gelernt hatte – wurde die Therapie beendet. Bei Herrn A. waren während der ganzen Zeit keinerlei Psychosesymptome, Prodromalzeichen oder Stimmungsprobleme aufgetreten. Er hatte seine sozialen Kontakte sowohl innerhalb als auch außerhalb der Familie intensiviert und mehrere Interessen – z. B. für Sport und Politik – die er schon längere Zeit vor der letzten Exazerbation fast gänzlich aus den Augen verloren hatte, wieder reaktiviert.

Therapieziele

Alle vier zu Beginn der Therapie erhöhten Skalenwerte der Symptom-Check-Liste waren – wie auch die der übrigen SCL-90-R-Skalen – deutlich unter die Norm ambulanter psychiatrischer Patienten abgesunken, und die vom Patienten eingeschätzte Belastung des Familienlebens war um die Hälfte auf 20 % zurückgegangen.

Wirksamkeit

Die Eltern von Herrn A. hatten im Umgang mit ihrem Sohn deutlich an Sicherheit gewonnen und unterstützten ihn aktiv dabei, sich am Familienalltag und an außerfamiliären Sozialkontakten zu beteiligen. Der Vater schätzte die aus der Erkrankung für die Familie resultierende Belastung um 40 % geringer ein als zu Beginn der Therapie, die Mutter dagegen um 10 % höher. Dennoch gab auch sie jetzt um 30 % weniger körperlich-funktionelle Beschwerden an.

Follow-up

Aus regelmäßigen Telefonaten mit Herrn A. und seinen Eltern, die in sechswöchigem Abstand bis zur Follow-up-Untersuchung 18 Monate nach Therapiebeginn geführt wurden, war zu erfahren, daß die neuroleptische Medikation ein Jahr nach der Klinikentlassung abgesetzt wurde. Im Anschluß an einen Studienortwechsel nach München entwickelte der Patient leichte Prodromalsymptome, die sich jedoch unter vorübergehender prophylaktischer Neuroleptikabehandlung rasch wieder zurückbildeten. Mit Hilfestellung der Eltern überwand Herr A. auch die im Zuge der Krise erneut aufgetretenen sozialen Rückzugstendenzen und bewältigte leichte Schwierigkeiten, auf die er bei der Suche nach einem Praktikumsplatz stieß. Familie A. hatte damit das Ziel der Familienbetreuung realisiert, durch effektives Bewältigen von Problemen psychosozialen Streß abzufangen und damit das Rückfallrisiko zu reduzieren.

5 Wirksamkeit psychologischer Therapieansätze

In einer umfassenden Metaanalyse von Wunderlich, Wiedemann und Buchkremer (1996) wurde die Wirksamkeit der dargestellten psychologischen Therapieansätze untersucht. Die Autoren konnten 31 Kontrollgruppenstudien ermitteln, in denen Patienten entweder mit einer psychologischen Intervention plus Neuroleptikatherapie oder nur wie üblich stationär oder ambulant mit Neuroleptika behandelt wurden. Insgesamt resultierte eine Stichprobengröße von 2.161 Patienten.

Berechnet wurde die Effektstärke in üblicher Form: Mittelwert der Experimentalgruppe (Post) minus Mittelwert der Kontrollgruppe (Post) geteilt durch die Standardabweichung (Post) der Kontrollgruppe. Aus methodischen Gründen wurde die daraus resultierende Effektstärke d in eine Korrelation r transformiert.

Im einzelnen verglichen Wunderlich et al. (1996) folgende Therapieformen: Kognitive Gruppentherapie, verhaltenstherapeutisch orientiertes Sozialtraining in Gruppen (Verhaltenstherapie) und psychoedukative Familienbetreuung (meist in Einzeltherapie mit einer Familie), Sozialtherapie und Psychoanalytische Therapie. Die Ergebnisse sind in nachfolgender Tabelle dargestellt.

Tabelle 5.1:
Psychosoziale Therapieansätze bei schizophrenen Psychosen
Meta-Analyse
(Wunderlich et al., 1996; Vergleich mit medikamentöser Behandlung)

	Effektstärke	
Therapieansätze	**r**	**%***
I Kognitive Therapie	0.28	36–64
II Verhaltenstherapie	0.20	40–60
III Psychoedukative Familienbetreuung	0.28	36–64
Mittlerer Effekt I – III	0.25	37–63
Sozialtherapie	0.12	44–56
Psychoanalytische Therapie	0.08	46–54

* %: Prozentsatz von Verbesserung in Kontroll- und Behandlungsgruppe

Psychoedukative Familienbetreuung und Kognitive Therapie erzielten mit r = 0.28 (d = 0.58) die besten Ergebnisse, gefolgt von Verhaltentherapie mit r = 0.20. Über diese drei Formen gemittelt ergab sich ein Effekt von r = 0.25. Dies bedeutet, daß sich 64 % der verhaltenstherapeutisch behandelten Patienten verbesserten, bei den wie üblich psychiatrisch-medikamentös behandelten Patienten verbesserten sich nur 37 %. Sozialtherapie und Psychoanalytisch orientierte Therapieformen erzielten nur geringe Effektstärken von r = 0.12 bzw. r = 0.08. Die Befundlage hinsichtlich der Wirksamkeit von Patiententrainings zur Frühwarnzeichenerkennung und Medikamentenschulung und von Angehörigengruppen ist bisher unklar, wobei nichtsignifikante Ergebnisse häufig sind.

5.1 Effektivität der Familienbetreuung

Im Rahmen einer psychotherapeutischen Praxis erscheint es vor allem möglich, die einzelfallorientierte psychoedukative Familienbetreuung zu verwenden. Daher werden die Ergebnisse dieser Behandlungsform ausführlicher dargestellt.

Rückfallprophylaxe. Die psychoedukativen Programme wurden hinsichtlich ihrer Effektivität in randomisierten, kontrollierten Studien untersucht. Als Kontrollgruppe dienten jeweils Patienten, die Neuroleptika und eine individuelle psychosoziale Betreuung erhielten.

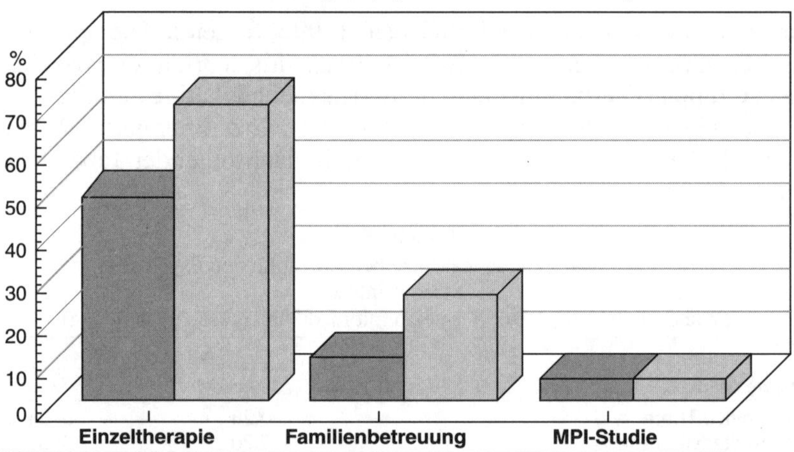

	Einzeltherapie	Familienbetreuung	MPI-Studie
1. Jahr	48	10	5
2. Jahr	70	25	5

Abbildung 6:
Rückfallraten für Patienten in Familienbetreuung oder psychiatrischer Einzeltherapie

Die 1-Jahres-Rückfallraten lagen in den *Kontrollgruppen* bei ca. *45 %* (Range: 41–60 %), in der Gruppe der Patienten mit *Familienbetreuung* bei *10 %* (Range: 8–19 %). Nach *2 Jahren* betrugen die Rückfallraten bei den Kontrollpatienten ca. 70 %, bei den familienbetreuten Patienten ca. 25 %.

Es zeigte sich also, daß die Familienbetreuung einen deutlich additiven Effekt zur Neuroleptikatherapie hat. Diese Ergebnisse konnten für den deutschsprachigen Raum bestätigt werden. In der Untersuchung von Hahlweg et al. (1995) zeigte sich nach 18 Monaten eine Rückfallrate von 4 % für Patienten in Familienbetreuung.

Rückfallrate niedrig

Falloon et al. (1984) konnten weiterhin zeigen, daß Patienten mit Familienbetreuung im Vergleich zur Kontrollgruppe *seltener schizophreniespezifische Symptome aufwiesen, sozial besser angepaßt waren und die Belastung in den Familien von allen Beteiligten geringer eingeschätzt wurde*. Ähnliche Ergebnisse zeigten sich auch in der Hahlweg et al.-Studie (1995): Patienten in beiden Behandlungsgruppen zeigten deutliche Verbesserungen hinsichtlich ihrer Symptomatik und ihrer sozialen Anpassung über den Therapieverlauf hinweg, ebenso reduzierte sich die Belastung der Angehörigen signifikant. Beide Gruppen unterschieden sich nicht in den genannten Variablen bei den verschiedenen Meßzeitpunkten.

Kostengünstig

Familienbetreuung erwies sich darüber hinaus als kostengünstiger und führte pro Familie zur Einsparung von 20–25 % (Falloon et al., 1984).

Kommunikation verbessert

Änderung familiärer Variablen. In der Falloon et al.-Studie (1984) wurde außerdem untersucht, ob sich auch die familiären Kommunikationsmuster aufgrund der Betreuung ändern. Vor der Behandlung, nach 3 und 24 Monaten wurden die Familien gebeten, familiäre Probleme zu diskutieren. Die Auswertung dieser Interaktionen mit Hilfe eines Beobachtungssystems zeigte, daß schon nach 3 Monaten bei den Angehörigen in Familienbetreuung eine deutliche Reduktion von kritischen Äußerungen und eine Zunahme von problemlöseorientierten Aussagen zu verzeichnen war, während die Angehörigen der Kontrollgruppe sich signifikant kritischer dem Patienten gegenüber verhielten.

Diese Ergebnisse konnten Hahlweg et al. (1995) bestätigen. Nach 6 Monaten Familienbetreuung zeigten sich deutliche Veränderungen der familiären Kommunikation: Angehörige waren während der Konfliktdiskussionen, die vor Behandlungsbeginn und nach 6 Monaten aufgenommen und mit Hilfe eines Beobachtungssystems ausgewertet wurden, deutlich positiver und weniger negativ, insbesondere reduzierte sich das Ausmaß kritischer Bemerkungen um ca. 50 %. Ähnliche Ergebnisse, die aber weniger ausgeprägt waren, zeigten sich auch bei den Patienten.

Anwendung auch bei bipolar-manischen Patienten

Die psychoedukative Rückfallprophylaxe bei schizophrenen Patienten hat sich bewährt und stellt eine effektive Ergänzung der bisherigen ambulanten Betreuungsstrategien dar, die meist ausschließlich medikamentös orientiert sind. In der Zwischenzeit wird in den USA untersucht, ob sich das psychoedukative Familienbetreuungskonzept auch bei anderen psychotischen Störungen, vor allem bei jungen bipolar-manisch erkrankten Patienten, ähnlich erfolgreich umsetzen läßt (siehe Miklowitz & Goldstein, 1997). Erste Ergebnisse deuten auf eine erfolgreiche Umsetzung hin.

Schlußfolgerungen
1. Verhaltenstherapeutische Therapieverfahren in Kombination mit medikamentöser Therapie sind wirksam. 2. Die Ergebnisse zeigen, daß die psychologischen Verfahren einen zusätzlichen, wirksamen Beitrag zu der üblichen Neuroleptikatherapie erbringen. 3. Diese psychotherapeutischen Verfahren sollten unbedingt im Rahmen einer modernen, umfassenden Schizophrenietherapie verwendet werden.

6 Literatur

AMDP – Arbeitsgemeinschaft für Methodik und Dokumentation in der Psychiatrie (AMDP) (Hrsg.). (1995). *Das AMDP-System. Manual zur Dokumentation psychiatrischer Befunde* (5., neubearbeitete Auflage). Göttingen: Hogrefe.

Bäuml, J. (1994). *Psychosen aus dem schizophrenen Formenkreis*. Berlin, Heidelberg: Springer.

Bäuml, J., Pitschel-Waltz, G. & Kissling, W. (1996). Psychoedukative Gruppen bei schizophrenen Psychosen für Patienten und Angehörige. In A. Stark (Hrsg.), *Verhaltenstherapeutische Ansätze im Umgang mit schizophren Erkrankten* (S. 217–256). Tübingen: DGVT-Verlag.

Bateson, G., Jackson, D. D., Haley, J. & Weakland, J. (1956). Toward a theory of schizophrenia. *Behavior Science, 1*, 251–264.

Bleuler, E. (1911). Dementia Praecox oder die Gruppe der Schizophrenien. In G. Aschaffenburg (Hrsg.), *Handbuch der Psychiatrie*, spez. Teil, 4. Abtlg., 1. Hälfte. Leipzig: Deuticke.

Bleuler, M. (1972). *Die schizophrenen Geistesstörungen im Lichte langjähriger Kranken- und Familiengeschichten*. Stuttgart: Thieme.

Brown, G. W., Birley, J. L. T. & Wing, J. K. (1972). Influence of family life on the course of schizophrenic disorders: A replication. *British Journal of Psychiatry, 121*, 241–258.

Chadwick, P., Birchwood, M. & Trower, P. (1996). *Cognitive therapy for delusions, voices and paranoia*. Chichester: Wiley.

CIPS – Collegium Internationale Psychiatriae Scalarum (Hrsg.). (1996). *Internationale Skalen für Psychiatrie* (4., überarbeitete Auflage). Göttingen: Beltz Test.

Dilling, H., Mombour, W. & Schmidt, M. H. (1995). *Internationale Klassifikation psychischer Störungen. ICD-10 Kapitel V (F). Klinisch-diagnostische Leitlinien*. Bern: Huber.

Dilling, H., Mombour, W., Schmidt, M. H. & Schulte-Markwort, E. (1994). *Internationale Klassifikation psychischer Störungen. ICD-10 Kapitel V (F). Forschungskriterien*. Bern: Huber.

Dose, M. (1993). *Spektrum Neuroleptika und andere Psychopharmaka*. Basel: Aesopus.

Falloon, I. R. H., Boyd, J. L. & McGill, C. W. (1984). *Family care of schizophrenia*. New York: Guilford.

Fähndrich, E. & Stieglitz, R. D. (1989). *Leitfaden zur Erfassung des psychopathologischen Befundes. Halbstrukturiertes Interview anhand des AMDP-Systems*. Berlin, Heidelberg: Springer.

Fiedler, P., Niedermeier, T. & Mundt, C. (1986). *Gruppenarbeit mit Angehörigen schizophrener Patienten*. München, Weinheim: Psychologie Verlags Union.

Franke, G. (1995). *Die Symptom-Checkliste von Derogatis – Deutsche Version*. Göttingen: Beltz Test GmbH.

Freyberger, H. J., Dierse, B., Mombour, W. & Dilling, H. (1997). *Lexikon psychopathologischer Grundbegriffe. Ein Glossar zum Kapitel V (F) der ICD-10*. Bern: Huber.

Gaebel, W. (1996). Schizophrenien und wahnhafte Störungen. In H. J. Freyberger & R.-D. Stieglitz (Hrsg.), *Kompendium der Psychiatrie und Psychotherapie* (S. 112–128). Basel: Karger.

Gunderson, J. G, Frank, A. F., Katz, H. M., Vannicelli, M. L., Frosch, J. P. & Knapp, P. H. (1984). Effects of psychotherapy in schizophrenia: II. Comparative outcome of two forms of treatment. *Schizophrenia Bulletin, 10*, 564–598.

Hahlweg, K. (1996). Schizophrenie. In J. Margraf (Hrsg.), *Lehrbuch der Verhaltenstherapie. Band 2: Störungen und Glossar* (S. 255 –282). Berlin, Heidelberg: Springer.

Hahlweg K., Dürr H. & Müller, U. (1995). *Familienbetreuung bei Schizophrenen. Ein verhaltenstherapeutischer Ansatz zur Rückfallprophylaxe*. München, Weinheim: Psychologie Verlags Union.

Hautzinger, M., Bailer, U., Worall, H. & Keller, F. (1995). *Beck-Depressions-Inventar (BDI)*. Bern: Huber Verlag.

Herrlich, J. (1995). Einzelfall-orientierte ambulante Verhaltenstherapie. In A. Stark (Hrsg.), *Verhaltenstherapeutische und psychoedukative Ansätze im Umgang mit schizophren Erkrankten* (S. 69–90). Tübingen: DGVT.

Hiller, W., Zaudig, M. & Mombour, W. (1995). *Internationale Diagnosen Checklisten (IDCL) für ICD-10*. Bern: Huber.

Hiller, W., Zerssen, D. v., Mombour, W. & Wittchen, H. U. (1986). *IMPS – Inpatient Multidimensional Psychiatric Scale*. Göttingen: Beltz Test.

Kavanagh, D. J. (1992). Recent developments in expressed emotion and schizophrenia. *British Journal of Psychiatry, 160*, 601–620.

Kissling, W. (1992). *Kompendium der Schizophreniebehandlung. Fragen und Antworten zu den praktisch wichtigsten Behandlungsproblemen*. Berlin, Heidelberg: Springer.

Liberman, R. P., Jacobs, H. E., Boone, S. E., Foy, D. W., Donahoe, C. P., Falloon, I. R. H., Blackwell, G. & Wallace, C. J. (1986). Fertigkeitentraining zur Anpassung Schizophrener an die Gesellschaft. In W. Böker & H.-D. Brenner (Hrsg.), *Bewältigung der Schizophrenie* (S. 96–112). Bern: Huber.

May, P. R. A., Thuma, A. H. & Dixon, W. J. (1981). Schizophrenia – a follow-up study of the results of five forms of treatment. *Archives of General Psychiatry, 38*, 776–784.

Miklowitz, D. & Goldstein, M. J. (1997). *Bipolar disorder. A family-focused treatment approach*. New York: Guilford.

Möller, H.-J. (1995). *Psychiatrie. Ein Leitfaden für Klinik und Praxis*. Stuttgart: Kohlhammer.

Roder, V., Brenner, H. D., Kienzle, N. & Hodel, B. (1997). *Integriertes Psychologisches Therapieprogramm für schizophrene Patienten (IPT)* (2. Auflage). München, Weinheim: Psychologie Verlags Union.

Saß, H., Wittchen, H.-U. & Zaudig, M. (1996). *Diagnostisches und Statistisches Manual psychischer Störungen DSM-IV*. Göttingen: Hogrefe.

Singer, M. T., Wynne, L. C., Toohey, M. L. (1978). Communication disorders in the families of schizophrenics. In L. C. Wynne, R. L. Cromwell & S. Mathysee (Eds.), *The nature of schizophrenia. New approaches to research and treatment*. New York: Wiley.

Thurm, I. & Häfner, H. (1987). Perceived vulnerability, relapse risk and coping in schizophrenia. *European Archives of Psychiatry and Neurological Sciences, 237*, 46–53.

Tienari, P., Lahti, I., Sorri, A., Naarala, M., Wahlberg, K. E., Rönkko, T., Moring, J. & Wynne, L. C. (1987). The Finnish adoptive family study of schizophrenia: Possible joint effects of genetic vulnerability and family interaction. In K. Hahlweg & M. J. Goldstein (Eds.), *Understanding major mental disorder: The contribution of family interaction research* (pp. 33–54). New York: Family Process Press.

Ullrich de Muynck, R. & Ullrich, R. (1987). *Einübung von Selbstvertrauen und sozialer Kompetenz. Teil II: Selbstsicheres Verhalten, Grundkurs. Teil III: Selbstsicheres Verhalten – differenzierende Anwendung im Freundeskreis, am Arbeitsplatz und in der Familie*. München: Pfeiffer.

Vaughn, C. & Leff, J. P. (1976). The influence of family and social factors on the course of psychiatric illness. *British Journal of Psychiatry, 129*, 125–137.

Watzl, H. & Rist, F. (1997). Schizophrenie. In K. Hahlweg & A. Ehlers (Hrsg.), *Psychische Störungen und ihre Behandlungen. Enzyklopädie der Psychologie, Klinische Psychologie*, Bd. 2 (S. 2–155). Göttingen: Hogrefe.

Wiedemann, G. & Dose, M. (1995). Medikamentöse Behandlungsansätze in der Langzeittherapie schizophrener Psychosen. In K. Hahlweg, H. Dürr & U. Müller (Hrsg.), *Familienbetreuung bei Schizophrenen. Ein verhaltenstherapeutischer Ansatz zur Rückfallprophylaxe* (S. 127–140). München, Weinheim: Psychologie Verlags Union.

Wittchen, H.-U., Pfister, H. & Garczynski, E. (1998). *Composite International Diagnostik Interview (CIDI) nach ICD-10 und DSM-IV*. Göttingen: Hogrefe.

Wittchen, H.-U., Wunderlich, U., Gruschwitz, S. & Zaudig, M. (1997). *Strukturiertes Klinisches Interview für DSM-V, Achse I (SKID-I)*. Göttingen: Hogrefe.

Wunderlich, U., Wiedemann, G. & Buchkremer, G. (1996). Sind psychosoziale Interventionen bei schizophrenen Patienten wirksam? Eine Metaanalyse. *Verhaltenstherapie, 6*, 4–13.

Zerssen, D. v. (1976). *Die Befindlichkeits-Skala*. Weinheim, Göttingen: Beltz Test GmbH.

Wa[illegible], T. & Klose, F. (1997). Schizophrenie. In [illegible] & A. Hiller (Hrsg.), [illegible] (S. 215–247). [illegible]

[illegible] therapie schizophrener Psychosen. In K. Hahlweg, [illegible] Dür & [illegible] Müller (Hrsg.), [illegible] (S. 127–[illegible]). [illegible] Weinheim: Beltz, Psychologie Verlags Union.

[illegible] H. [illegible] (Hrsg.), [illegible]. Göttingen: Hogrefe.

[illegible] M. (1997). [illegible] (S. [illegible]). Göttingen: Hogrefe.

[illegible]

[illegible]. Göttingen: [illegible]

7 Anhang

Kurzanleitung zur Brief Psychiatric Rating Scale (BPRS)

von J. E. Overall und D. R. Gorham

1. Beschreibung, Aufbau und Indikation

Die BPRS besteht aus insgesamt 18 Symptomkomplexen (Items), deren Ausprägungsgrad auf 7stufigen Skalen (1 = nicht vorhanden, 2 = sehr gering, 3 = gering, 4 = mäßig, 5 = mäßig stark, 6 = stark und 7 = extrem stark) einzuschätzen ist. Jeder Symptomkomplex ist durch einen umfassenden Begriff charakterisiert und wird durch eine Reihe von Symptomen präzisiert (z. T. werden zusätzlich erklärende Instruktionen gegeben). Ausführlichere Angaben, auch zur Reliabilität und Validität der Skala etc., finden sich in CIPS (1996) und Hahlweg et al. (1995).

Die Skala wurde in erster Linie für erwachsene hospitalisierte Psychiatrie-Patienten (vorwiegend Schizophrene) entwickelt. Im Ambulanzbereich kann sie ebenfalls eingesetzt werden. Sie gilt international als anerkanntes Instrument zur Erfassung der Wirksamkeit von Neuroleptika.

2. Durchführungsdauer und zeitlicher Bezugsrahmen der Beurteilung

Die Grundlage für die Beurteilung bildet ein ca. 20minütiges klinisches Interview, das durch eine gezielte Befragung ergänzt werden kann. Die anschließende Einstufung dauert rund 3 Minuten. Bei einer Ersterhebung wird eine Woche als zeitlicher Bezugsrahmen empfohlen. Ansonsten gilt die Zeitspanne seit der letzten Beurteilung. Die Skala eignet sich für Verlaufsbeschreibungen.

3. Auswertung

Der Gesamt-Rohwert (Summation aller Punktwerte = Score 6) kann als Ausmaß der psychischen Gestörtheit interpretiert werden. Er bietet sich für Verlaufsbeschreibungen und den Vergleich von unterschiedlich behandelten Gruppen an. Aufgrund faktorenanalytischer Studien, die sich auf 3596 Patienten mit der Diagnose Schizophrenie beziehen, wurde die folgende Faktorenstruktur mit insgesamt 5 Faktoren bzw. Faktorenwerten (Scores 1–5) entwickelt:

1. **ANDP:** Angst/Depression (Anxiety/Depression); (Score 1) 4 Items: Nr. I, 2, 5, 9
2. **ANER:** Anergie (Anergia); (Score 2) 4 Items: Nr. 3, 13, 16, 18
3. **THOT:** Denkstörung (Thought Disturbance); (Score 3) 4 Items: Nr. 4, 8, 12, 15
4. **ACTV:** Aktivierung (Activation); (Score 4) 3 Items: Nr. 6, 7, 17
5. **HOST:** Feindseligkeit/Mißtrauen (Hostile-Suspiciousness) (Score 5) 3 Items: Nr. 10,11,14

Von den aufgrund der Faktorenanalyse zusammenfaßbaren Items werden die Item-Punktwerte (Itemscores) addiert. Diese Summen sind als Faktorenwerte für statistische Auswertungen zu verwenden. Möchte man den mittleren Itemscore pro Faktor ermitteln, muß der Summenwert durch die Anzahl der Items des betreffenden Faktors dividiert werden.

4. Referenzwerte für schizophrene Patienten

Tabelle 7.1:
Mittelwerte (M) und Standardabweichungen (SD) für den BPRS-Gesamtwert (N = 51) schizophrene Patienten (Hahlweg et al., 1995)

	M	SD
Klinikaufnahme	50	13
Klinikentlassung	25	8
Remission, während ambulanter Nachbetreuung	20	7

5. Literatur

CIPS – Collegium Internationale Psychiatriae Scalarum (Hrsg.) (1996). *Internationale Skalen für Psychiatrie.* 4., überarb. und erw. Auflage. Göttingen. Beltz Test.

Hahlweg, K., Dürr, H. & Müller, U. (1995). *Familienbetreuung bei Schizophrenen. Ein verhaltenstherapeutischer Ansatz zur Rückfallprophylaxe.* München, Weinheim: PVU.

CIPS **Collegium** **Internationale** **Psychiatriae Scalarum**	______________ ______________ ______________	**BPRS** **Brief** **Psychiatric** **Rating Scale**

Anleitung
Bitte jeweils nur die zutreffende Ziffer ankreuzen! **Bitte alle Feststellungen beantworten!**

1	2	3	4	5	6	7
nicht vorhanden	sehr gering	gering	mäßig	mäßig stark	stark	extrem stark

1. Körperbezogenheit [1] [2] [3] [4] [5] [6] [7]
Grad der Anteilnahme am augenblicklichen körperlichen Gesundsein. Bewerten Sie, in welchem Ausmaß physische Gesundheit vom Patienten als Problem angesehen wird, gleichgültig ob ein realer Grund für die Klagen besteht oder nicht.

2. Angst [1] [2] [3] [4] [5] [6] [7]
Besorgnis, Befürchtungen, Überbesorgnis in bezug auf Gegenwart und Zukunft. Bewerten Sie nur die verbalen Äußerungen des Patienten über sein subjektives Erleben. Es soll nicht von körperlichen Symptomen oder neurotischen Abwehrmechanismen auf Angst geschlossen werden.

3. Emotionale Zurückgezogenheit [1] [2] [3] [4] [5] [6] [7]
Mangel an emotionalem Kontakt zum Interviewer und unzureichende Beziehung zur Interviewsituation. Beurteilen Sie lediglich, wie sehr es dem Patienten anscheinend mißlingt, emotionalen Kontakt zu anderen Personen in der Interviewsituation herzustellen.

4. Zerfall der Denkprozesse [1] [2] [3] [4] [5] [6] [7]
Grad, bis zu dem der Denkprozeß verworren, inkohärent oder zerfahren ist. Bewerten Sie nur die Integration der verbalen Äußerungen, nicht den subjektiven Eindruck, den der Patient von seinem eigenen Denkvermögen hat.

5. Schuldgefühle [1] [2] [3] [4] [5] [6] [7]
Überbesorgnis oder Gewissensbisse in Hinsicht auf früheres Verhalten. Bewerten Sie das subjektive Schulderleben aufgrund der verbalen Äußerungen des Patienten und seiner angemessenen affektiven Beteiligung. Es soll nicht von Depression, Angst oder neurotischer Abwehr auf Schuldgefühle geschlossen werden.

6. Gespanntheit [1] [2] [3] [4] [5] [6] [7]
Körperlich-motorische Anzeichen für Gespanntheit, „Nervosität" und allgemein erhöhte Aktivität. Bewerten Sie nur die körperlichen Anzeichen von Gespanntheit, nicht das geschilderte subjektive Erleben des Patienten.

7. Manieriertheit, Affektiertheit, Positur [1] [2] [3] [4] [5] [6] [7]
Auffälligkeiten der Psychomotorik, unübliches motorisches Verhaltensbild, das bestimmte psychisch Kranke aus der Gruppe der „Normalen" heraushebt. Bewerten Sie nur die Abnormität des Bewegungsbildes und der Ausdrucksmotorik, nicht einfach erhöhte motorische Aktivität.

8. Größenideen [1] [2] [3] [4] [5] [6] [7]
Überhöhte Selbsteinschätzung, Überzeugung, in Besitz ungewöhnlicher Kräfte und Fähigkeiten zu sein. Bewerten Sie nur die verbalen Äußerungen des Patienten über sich selbst oder im Vergleich zu anderen, nicht jedoch das Verhalten in der Interviewsituation.

9. Depressive Stimmung [1] [2] [3] [4] [5] [6] [7]
Mutlosigkeit, Traurigkeit. Bewerten Sie nur den Grad der Mutlosigkeit. Ziehen Sie keine Rückschlüsse auf Grund von depressiven Begleitsymptomen wie allgemeiner Verlangsamung und körperlichen Beschwerden.

10. Feindseligkeit [1] [2] [3] [4] [5] [6] [7]
Animosität, Geringschätzung, Feindseligkeit, Verachtung gegenüber Personen außerhalb der Interviewsituation. Bewerten Sie nur die verbalen Äußerungen des Patienten über seine Gefühle und Handlungen anderen gegenüber. Es soll nicht von neurotischer Abwehr, Angst oder körperlichen Beschwerden auf Feindseligkeit geschlossen werden. Das Verhalten dem Interviewer gegenüber ist unter 14 (mangelnde Kooperation) zu bewerten.

CIPS **Collegium** **Internationale** **Psychiatriae Scalarum**	________________ ________________ ________________	**BPRS** **Brief** **Psychiatric** **Rating Scale**

Skala: 1 = nicht vorhanden, 2 = sehr gering, 3 = gering, 4 = mäßig, 5 = mäßig stark, 6 = stark, 7 = extrem stark

1 2 3 4 5 6 7 **11. Mißtrauen, paranoide Inhalte** Überzeugung (wahnhaft oder in anderer Weise), daß andere jetzt oder früher böswillige oder diskriminierende Absichten gegenüber dem Patienten haben oder hatten. Bewerten Sie nur solche Verdächtigungen, die aufgrund entsprechender Äußerungen nach wie vor bestehen, gleichgültig ob sie frühere oder derzeitige Situationen betreffen.	1 2 3 4 5 6 7 **15. Ungewöhnliche Denkinhalte** Ungewöhnliche, seltsame, fremdartige oder bizarre Denkinhalte. Bewerten Sie nur das Ausmaß der Ungewöhnlichkeit, nicht den Grad des Zerfalls der Denkprozesse (formale Denkstörungen sind unter 4 berücksichtigt).
1 2 3 4 5 6 7 **12. Halluzinationen** Wahrnehmungen ohne entsprechende normale äußere Reize. Bewerten Sie nur solche Erlebnisse, die laut Patient in der letzten Woche aufgetreten sind und die sich – so wie sie beschrieben werden – deutlich vom Denken und der Vorstellung Normaler abheben.	1 2 3 4 5 6 7 **16. Affektive Abstumpfung, Verflachung** Reduzierte Emotionalität, offensichtlicher Mangel an normalem Fühlen und Engagement.
1 2 3 4 5 6 7 **13. Motorische Verlangsamung** Verminderung des Energieniveaus, sichtbar an verlangsamten Bewegungen. Bewerten Sie nur das beobachtete Verhalten des Patienten und nicht den subjektiven Eindruck, den der Patient von seiner Vitalität hat.	1 2 3 4 5 6 7 **17. Erregung** Gesteigerte Emotionalität, Agitation, erhöhte Reagibilität.
1 2 3 4 5 6 7 **14. Unkooperatives Verhalten** Offensichtlicher Widerstand, Unfreundlichkeit, Vorbehalte und mangelnde Bereitschaft, mit dem Interviewer zusammenzuarbeiten. Bewerten Sie nur die Einstellung des Patienten und seine Reaktionen gegenüber dem Interviewer und auf die Interviewsituation. Beurteilen Sie nicht Äußerungen über ablehnendes oder unkooperatives Verhalten außerhalb der Interviewsituation.	1 2 3 4 5 6 7 **18. Orientierungsstörungen** Verwirrtheit oder mangelnde Fähigkeit Personen, Örtlichkeiten oder Zeit zuzuordnen.

Bitte prüfen Sie, ob Sie alle Feststellungen zutreffend beantwortet haben!

Score 1	Score 2	Score 3	Score 4	Score 5	Score 6
☐☐,☐	☐☐,☐	☐☐,☐	☐☐,☐	☐☐,☐	☐☐,☐

Frühwarnzeichen

Frühwarnzeichen sind Streßzeichen, die jeder von uns kennt. Diese Streßzeichen können Warnzeichen für Überlastungen sein. Frühwarnzeichen sind von Person zu Person unterschiedlich. Deshalb ist es wichtig, seine persönlichen Frühwarnzeichen zusammenzustellen.

Hier eine Liste von häufigen Frühwarnzeichen. Welche Streßzeichen sind bei Ihnen vor der letzten Episode aufgetreten?

	ja	nein
• Angespannt sein, Nervosität	☐	☐
• Konzentrationsschwierigkeiten	☐	☐
• Innere Unruhe	☐	☐
• Veränderungen im Tagesablauf	☐	☐
• Schlafstörungen	☐	☐
• Lustlosigkeit	☐	☐
• Leistungsabfall im Beruf, Haushalt	☐	☐
• Appetitverlust oder Heißhunger	☐	☐
• Rückzug von Freunden	☐	☐
• Persönliche Erscheinung vernachlässigen	☐	☐
• Körperliche Veränderungen wie Kopfdruck, Schmerzen	☐	☐
• Gereiztheit, sich über Kleinigkeiten aufregen	☐	☐
• Schlechte Träume	☐	☐
• Mißtrauen, Zunahme der Angst	☐	☐
• Zwanghafte Gedanken	☐	☐
• Sich ohne Grund schlecht fühlen	☐	☐
• Beeinflussungsgedanken: Andere kontrollieren mich	☐	☐
• Gedanken an Selbstmord, an Selbstverletzung	☐	☐
• Alles auf sich beziehen	☐	☐
• Gedanken daran, andere zu verletzen	☐	☐
• Mehr Alkohol, Drogen konsumieren	☐	☐
• Fremdartige Eingebungen haben	☐	☐
• Fremdartige Wahrnehmungen haben	☐	☐

Stellen Sie aus dieser Liste Ihre eigenen, persönlichen Frühwarnzeichen zusammen. Ergänzen Sie diese mit den Symptomen, die außerdem noch bei Ihnen aufgetreten sind:

1. __________

2. __________

3. __________

4. __________

5. __________

Wenn Frühwarnzeichen auftreten, werde ich Folgendes tun:

1. __________

2. __________

3. __________

4. __________

Adresse meiner Vertrauensperson:

Name:

Straße/Hausnummer:

Stadt:

Telefon:

Adresse meines Arztes:

Name:

Straße/Hausnummer:

Stadt:

Telefon:

Adresse der nächsten Klinik:

Name:

Straße/Hausnummer:

Stadt:

Telefon:

Problemlösebogen

1. Schritt: Problem- und Zieldefinition

(Protollführer bestimmen. Problemsicht jedes Beteiligten erarbeiten: Welche Bedeutung hat das Problem für jedes Familienmitglied? Welche Gedanken, Gefühle und Wünsche hat jeder einzelne? Die anderen sind „aktive Zuhörer"; sie fassen die Äußerungen zusammen und fragen nach. Zum Abschluß wird *eine gemeinsame Problemdefinition* aufgeschrieben.)

____

____

2. Schritt: Lösungsmöglichkeiten sammeln

(Jeder soll mindestens einen Vorschlag machen, wie das Familienproblem gelöst werden könnte. Nur aufschreiben, nicht diskutieren!)

____

____

____

____

____

____

3. Schritt: Bewerten der Lösungsmöglichkeiten

(Jeder Vorschlag wird von jedem Familienmitglied hinsichtlich der Vor- und Nachteile bewertet, der Protokollführer vermerkt dies mit einem + oder – hinter jedem Vorschlag.)

4. Schritt: Beste Lösungsmöglichkeiten auswählen

(Nur solche Vorschläge auswählen, die von keinem Familienmitglied abgelehnt werden. Jeder soll dem anderen ein Stück entgegenkommen.)

____

____

____

____

5. Schritt: Wie können die Lösungsmöglichkeiten in die Tat umgesetzt werden?

1. Schritt ______________________________
2. Schritt ______________________________
3. Schritt ______________________________
4. Schitt ______________________________

6. Schritt: Rückblick und Bewertung

(Überprüfen, ob die Schritte eingehalten wurden. Es ist nicht zu erwarten, daß alles perfekt läuft. **Lobe jeden Versuch!**)